「汗トレ！」とは、「汗活トレーニング」です。
たった3分で、からだを温め、汗をかき、そして、よいめぐりを生む。
特別なことはありません。
まずは、試してみてください。

お風呂の時間を、「いい汗をかく時間」に変えるだけで、　からだも心もスッキリします。
小さな変化が、大きなプラスに育っていきます。

さあ、汗トレ！　さっそく今日から始めていきましょう。

はじめに

お風呂の時間、ちょっと変えてみませんか？

疲れた自分、つらい自分、そんな「滞っている自分」は、めぐりをよくしたら、「本来の自分」に戻れます。

さあ、今日も一日がんばった！
部屋に帰ったら、ゆっくりお風呂に！
そんなバスタイムは最高の時間ですね。
「私はシャワーだけで十分」という方もいるでしょう。

どっちがいいの？

どっちでもOK！
シャワーでサッとすませたい方もいれば、バスタブにつかって、ゆったり、のんびり過ごすのがいいという方もいるでしょう。

どんな過ごし方でも、あなたが「気持ちいい」と思えるのが、最高のバスタイムだと私は思っています。


でも、ここで一つだけチェック！

「いい汗、かいてますか？」


汗は体内の「めぐり」をよくし、からだにたまった、ありとあらゆるものを「流す」という大切な働きを担っています。

汗をかくことで、疲れたからだも、気持ちよくリセットすることができるのです。


けれども、じつは「いい汗をかこう」と思っても、うまくいかないことがあります。

たとえば、お風呂に入っているのに、「汗が出ない」とか。

逆に、「汗が止まらない」とか。

汗をかいても、「スッキリしない」とか。

現代の便利な生活の中では、意識的に汗をかく機会が減っているような気がします。

エアコンがいつも効いているので、部屋にいると季節を忘れてしまいそうです。

実際に、冬になっても、昔ほど厚着をすることがなくなった気がしませんか？

でも、汗をかくことは、私たちのからだにとって、とても大切です。

そこで、お風呂の時間をうまく使うことで、「いい汗をかくチャンス」をつくり出していきましょう。

汗トレ！ 3分メソッド

汗をかくという行為は、からだの中でめぐりを整え、余分なものを外へ出す自然なプロセスです。とくに日々の忙しさで、からだが冷えたり、心が滞ったりしている現代人にとって、「いい汗」をかくことは健康と心のリセットに大きな力を発揮します。

「汗トレ！ 3分メソッド」は3つのステップ。お風呂の時間を活用し、たった3分で、からだも心も整える画期的な方法です。

湯船で軽い運動をすることは、暑さに慣れるためや体温調節機能を鍛えるのに非常に効果的です。

お湯の中では汗が蒸発しないため、からだを冷やす効果はありませんが、汗をかく練習として体温調節の力を高めるのに役立ちます。

①暑さにからだが慣れる

お風呂の中でトレーニングすると、体温が上がり、からだが熱さに対応しようとします。この状態を「暑熱順化（しょねつじゅんか）」といいます。このとき、心臓が速く動いたり、汗をかく仕組みが活発になったりして、体温調節の機能を鍛えることができます。

②体温がさらに上がる

湯船につかっているだけでも体温は上がりますが、軽くからだを動かすことで、筋肉が熱を生み出し、さらに体温が上がります。このとき、からだが熱を逃すために反応し、汗をかく力や血流の調整力が鍛えられます。

③汗をかく力を効率よくトレーニングできる

運動を加えることで、汗をかく力がもっと活発になります。これにより、熱い環境でもからだがスムーズに反応できるようになり、暑さに強くなります。

④負荷が軽く安全

湯船の中ではからだが水に浮くため、からだにかかる負担が軽くなります。そのため、ケガや無理をする心配なく、軽い運動を行えます（運動不足の方やご高齢の方は手すりやお風呂の縁などにつかまり安全に無理せず行いましょう）。

⑤血流がよくなる

運動を加えると、血流がさらによくなります。これによってからだ全体に酸素や栄養が行き渡り、疲れが取れやすくなったり、体調が整いやすくなります。

⑥体調を観察する

疲れているとき、病中病後、飲酒後など体調が万全ではないときは、自分のからだを観察するよい機会と捉え、トレーニングを行うのを控えましょう。

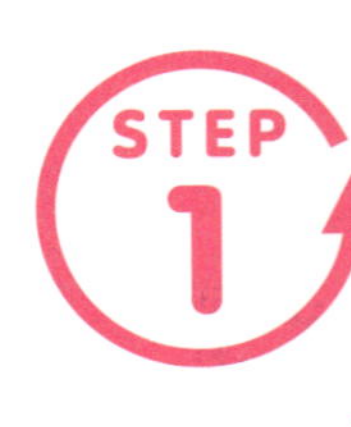

汗トレ！ 3分メソッド

最初の1分［めぐらす］

血流を促進し、からだを温める準備

まずは「からだを温める準備」をするステップです。

血流を促進し、からだ全体のめぐりをよくするために、この1分はとても重要です。

具体的には、湯船につかる前の準備体操。今日一日疲れた筋肉をストレッチすることで血液が末端まで流れ、からだがじんわりと温まり、次のステップに進む準備が整います。

・入浴前の「もも裏ストレッチ」——太ももの後ろ、ふくらはぎを伸ばす　1分

❶コップ1杯の常温の水を飲んだ後、足を肩幅よりやや広めにして立つ。

❷膝を曲げて前屈し、足首を両手のひらでつかむ。

❸手のひらで足首をつかんだままお尻を上げ、膝裏、ふくらはぎ、太ももの裏側（ハムストリング）をジワジワとゆっくり伸ばす。

❹足幅を少し狭くし、同様に②～③を行う。

STEP 1

※慣れてきたら、よりしっかり伸ばすために片側の膝を曲げ、反対側の膝をまっすぐ伸びるところまで伸ばしてみましょう。

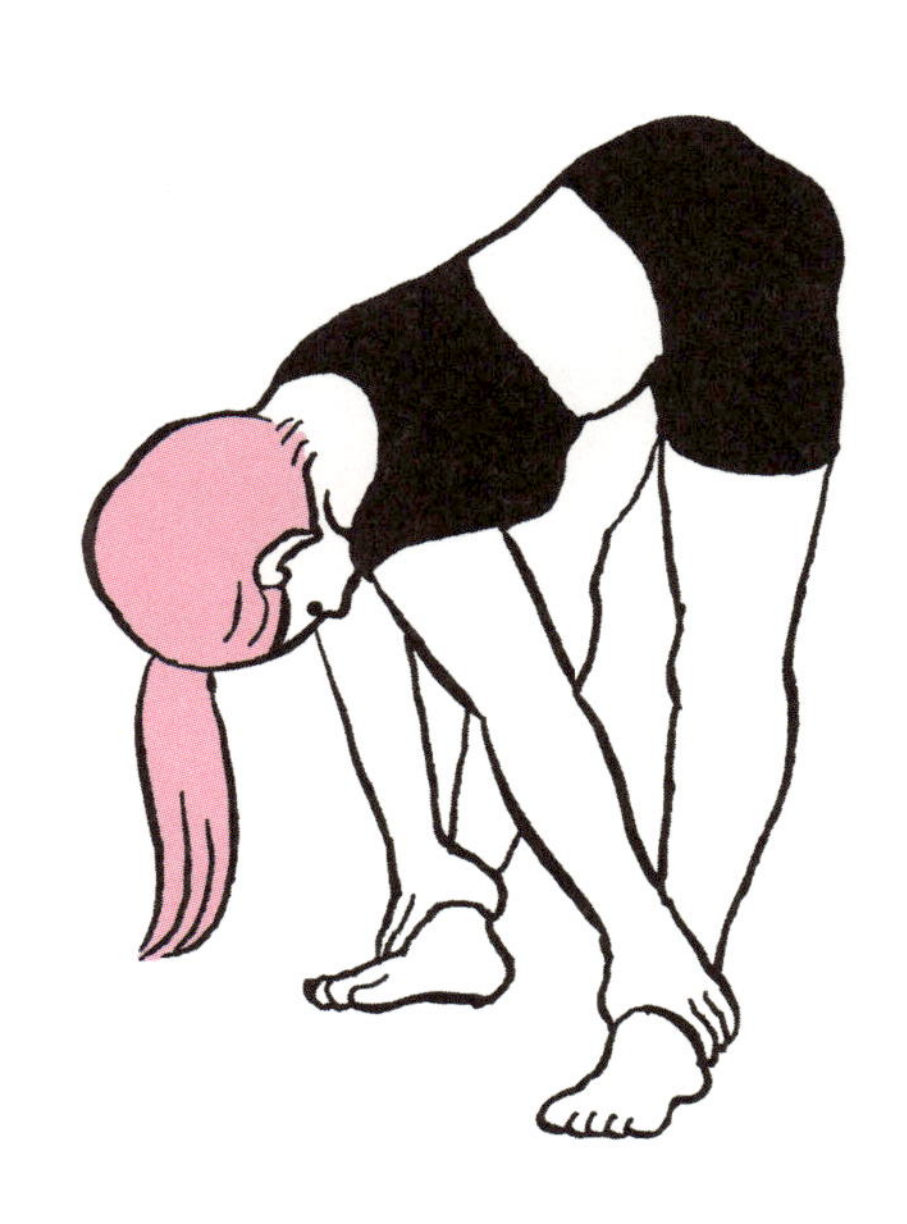

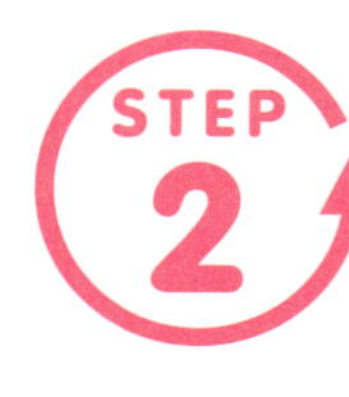

汗トレ！3分メソッド

メインの1分［鍛える］

汗腺を刺激して代謝を高める

次のステップは、「汗腺を刺激して代謝を高める」。

この1分間は、からだをしっかりと温める時間です。

お湯の温度は、38～40℃程度の少しぬるめがオススメ。この温度帯が、からだに負担をかけずに汗腺を目覚めさせるのに最適です。

ここで大切なのは、足を曲げ伸ばししたり、手足の指先をグーパーすること。大きな動きは必要ありませんが、からだを少し動かすことで筋肉や血管が刺激され、汗腺が活性化します。この「鍛える」プロセスを続けることで、代謝がアップし、脂肪が燃えやすい状態になります。

また、このステップでじんわりと汗を感じるようになれば、からだがしっかり温まっている証拠です。汗腺が目覚め、からだの内側から変化が始まります。

・湯船につかりながら「もも上げトレーニング」――筋肉や血管を刺激し、鍛える　1分

STEP 2

❶背筋を伸ばし、長座の姿勢で足を伸ばす（湯船の大きさにより伸びるところまで）。

❷背中が丸まらないように左右の人差し指を指切りげんまんのように絡め胸から20cmほど離して肘を張る。

❸太ももを10回ずつ左右交互におなかに寄せる。絡めていた人差し指を左右入れ替え、同様に10回ずつ繰り返す。

❹両手両足の指を水中で10回グーパーする。その後、両手両足をブラブラさせて手のひら、足の裏の毛細血管を刺激する。

※②のとき、インナーマッスルがないとお尻が滑ってしまいがちですが、10日ほどでインナーマッスルが鍛えられ滑らなくなります。滑るときはお風呂の縁をつかんで行いましょう。

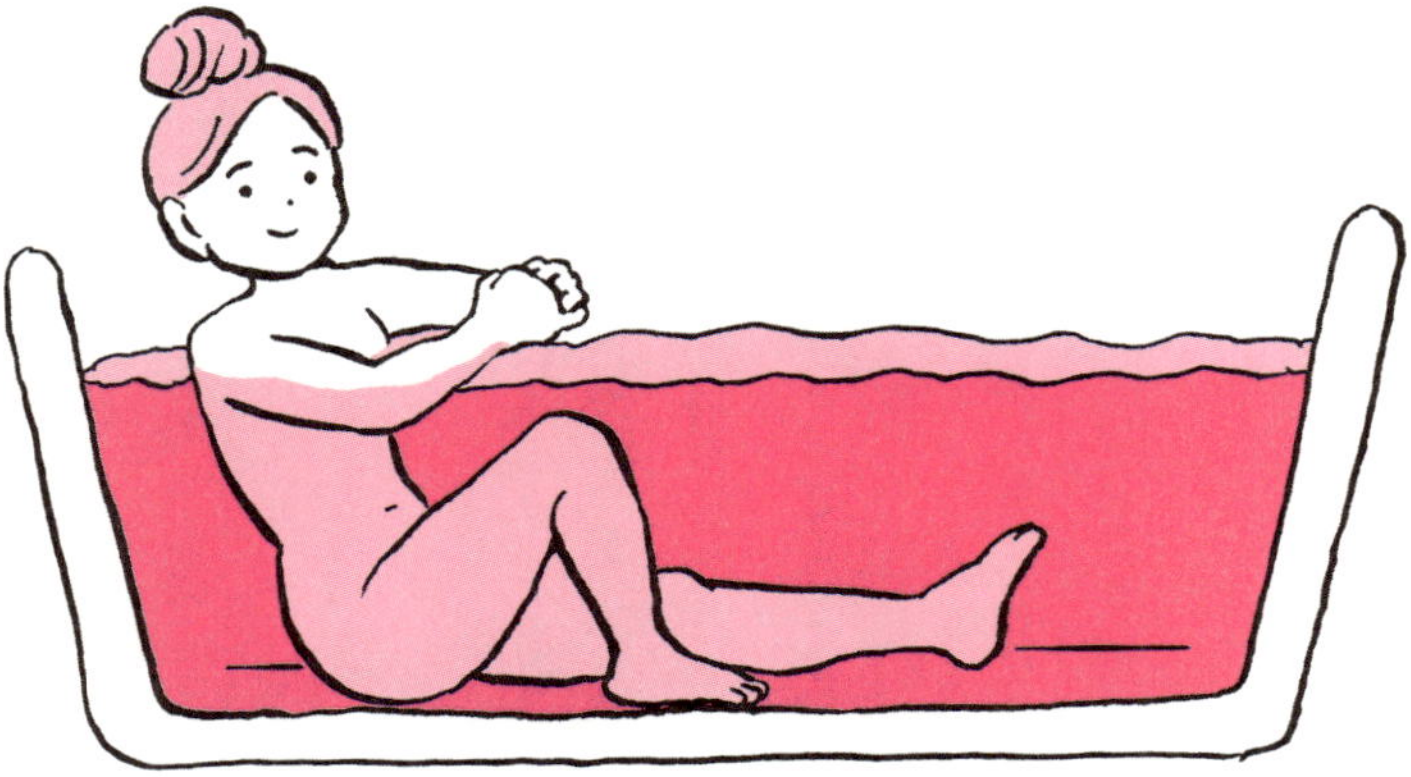

STEP 3

汗トレ！ 3分メソッド

最後の1分［整える］

心地よく汗を蒸発させ、リフレッシュ

終わりのステップは「汗を心地よく蒸発させ、からだを落ち着かせる」。汗をかいた後のからだを整えることで、心身ともにリフレッシュできます。

湯船から出る際には、急激にからだを冷やさないように注意しましょう。お風呂あがりに軽くタオルでからだを拭きながら肩や背中を軽く動かして、扇風機や自然な風を利用して、からだの表面の汗をゆっくり蒸発させます。このとき、からだの温度がゆるやかに下がることで、副交感神経が優位になり、リラックス効果が得られます。

また、仕上げに常温の水を一口飲むと、からだの水分バランスが整い、内側からもリフレッシュできます。この1分間は「クールダウン」として、次の日への準備を整える時間です。

・入浴後の「肩甲骨ストレッチ」――お風呂上がりにバスタオルでトレーニング　1分

12

❶バスタオルの両端を左右の手で握り、左右に張って肘を伸ばしてバンザイする。

❷バスタオルと腕を頭より後ろにし、肩甲骨を意識しながら肘を10回曲げる。

❸①にもどり、タオルをピンと張ったままからだを5秒かけて右に倒す。同様に左にも5秒かけて倒す。

❹①にもどり、上半身を右にグルリと3回まわす。同様に左にも3回まわす。

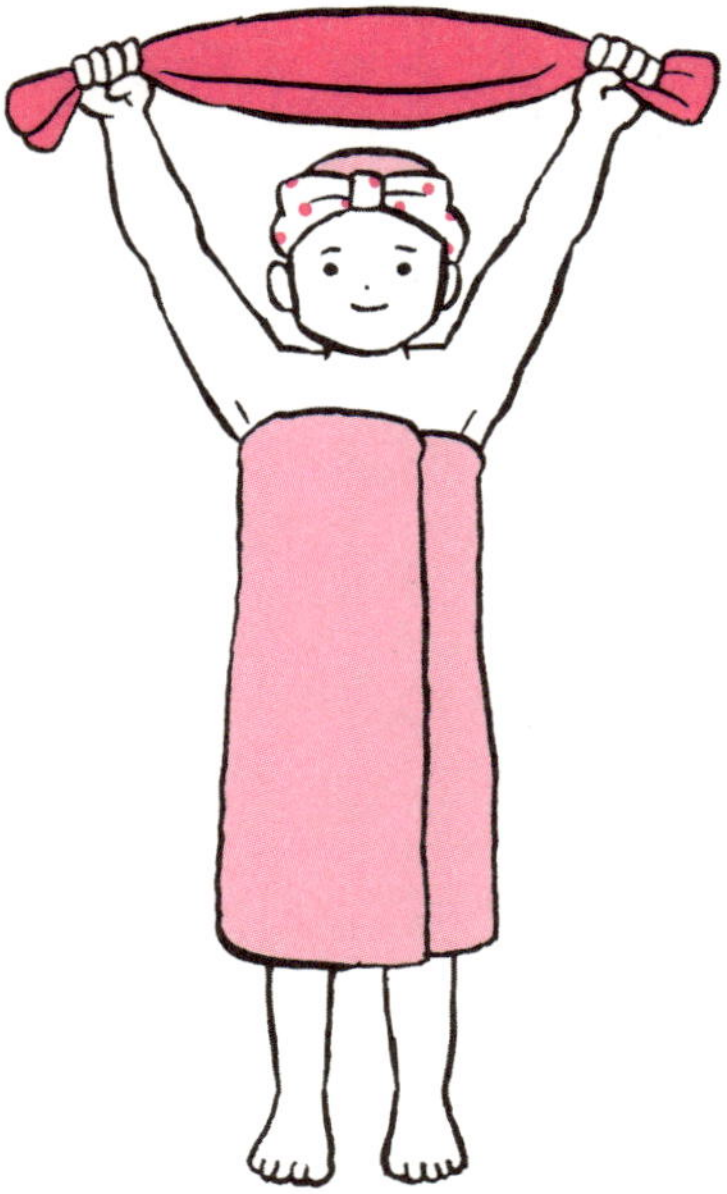

＊汗トレ！３分メソッドの効果＊

この３つのステップを毎日続けることで、からだは少しずつ「いい汗」をかけるようになります。血液の循環がよくなり、代謝がアップするだけでなく、心のモヤモヤもスッキリ軽くなるはずです。たった３分の汗トレが、あなたのからだと心を整えるきっかけになります。

〔目 次〕 contents

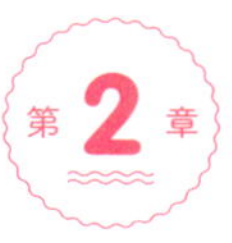

そもそも「汗」って、なんで出るの？

汗の秘密を知れば、もっと汗が好きになる！

第3章

下半身から汗が出ない！　それは老化のサイン

全身の汗バランスを整えて、若々しく！

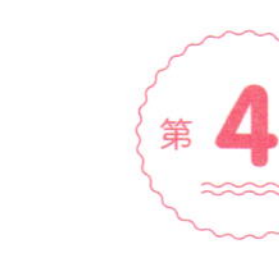

第4章

汗で「からだの渋滞」を解消する方法

お風呂を味方につけて、めぐりを整えよう！ …… 98

第5章

汗トレで出会う「本当の自分」

からだも心も整え、新たな自分に出会おう！ …… 122

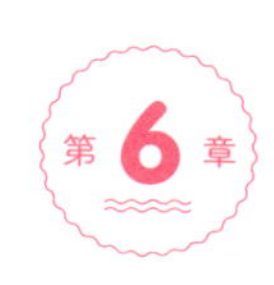

今日から始める！ 汗トレ実践ガイド
忙しくても続けられる工夫がカギ！

おわりに

最近、いい汗かいていますか？

汗を味方につけて、
リフレッシュする毎日を！

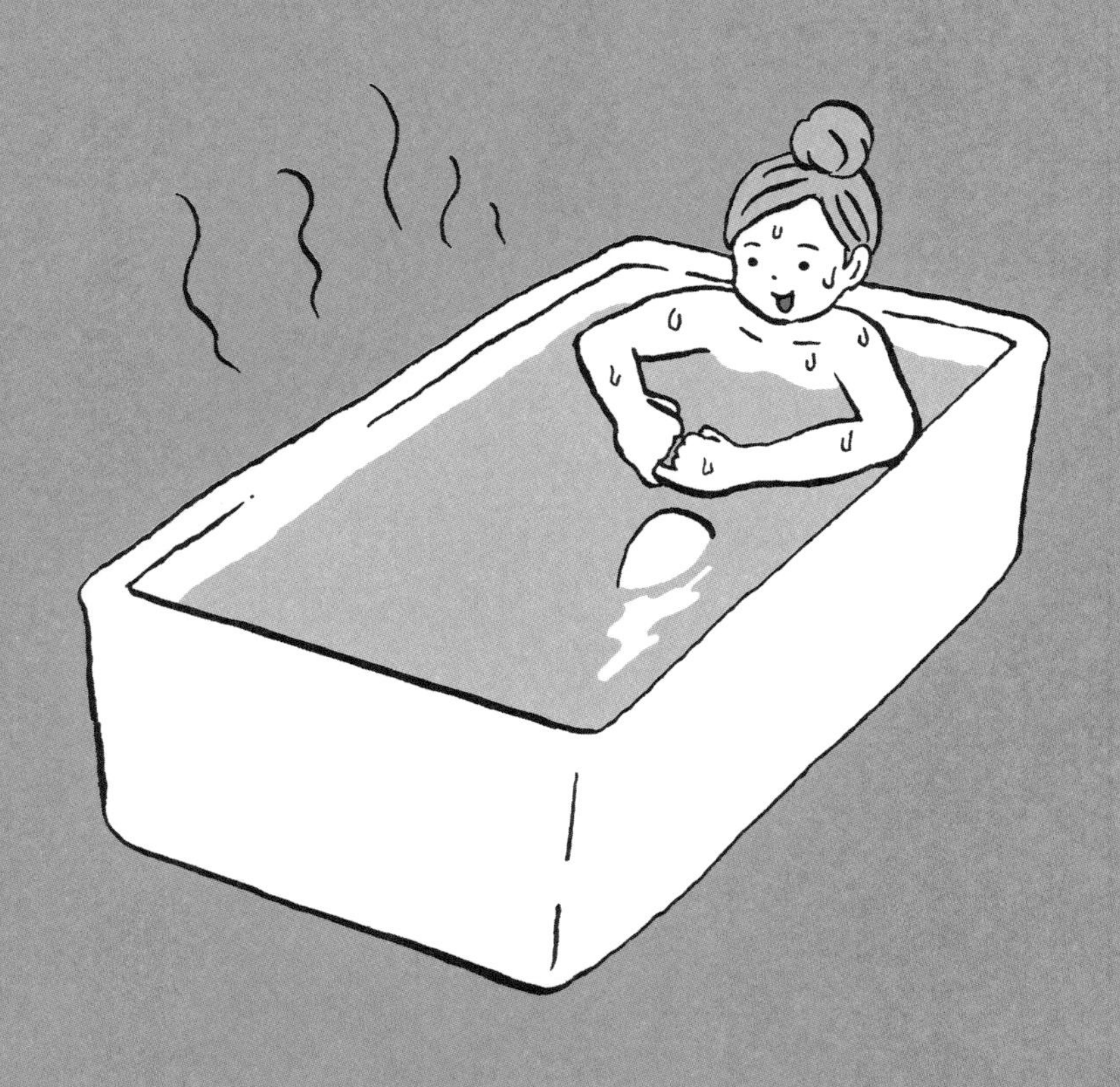

汗チェック――
あなたの汗は「いい汗」？「悪い汗」？

汗をかくことはからだにとって自然で大切な働きですが、その汗が「いい汗」なのか「悪い汗」なのかを意識したことはありますか？

実は、汗には健康を支える汗と、からだに負担をかける汗があります。それぞれの違いを理解し、自分の汗の状態をチェックしてみましょう。

◎「いい汗」とは？

「いい汗」とは、からだの調子を整え、健康をサポートする理想的な汗です。特徴として、次の点が挙げられます。

①サラサラして蒸発しやすい

水分が主成分で、少量の塩分やミネラルが含まれています。肌にベタつかず、蒸発することで体温調節がスムーズに行われます。

②臭いがほとんど気にならない

汗腺の働きが良好なため、老廃物が適切に排出され、臭いの元となる成分が少ないのが特徴です。

③血流を促進し、老廃物をデトックス

いい汗をかくと血液の循環がよくなり、体内の老廃物が排出されます。その結果、からだが軽くなったり、リフレッシュ感を得られるのです。

この「いい汗」をかくことは、からだだけでなく心にもよい影響をもたらします。適度な発汗でストレスが軽減され、リラックス効果が期待できるのです。

◎「悪い汗」とは？

一方、「悪い汗」はからだに負担をかける汗です。次のような特徴があります。

①ベタつきや臭いが強い

成分に塩分やミネラルが過剰に含まれ、蒸発しにくいため、皮膚に残って不快感をもたらします。また、雑菌が繁殖しやすくなるため、臭いが強くなる傾向があります。

②体温調節がうまくできない

汗腺の働きが鈍っているため、汗が効率的に蒸発せず、体温調節機能が低下します。その結果、疲れを感じやすくなり、熱中症のリスクも高まります。

③肌荒れやトラブルの原因に

蒸発しない汗が皮膚に残ることで、肌荒れやかゆみの原因になることがあります。

悪い汗が続くと、疲労感が増し、生活の質が低下する可能性があります。

◎セルフチェック——あなたの汗はどっち？

自分の汗の状態をチェックしてみましょう。

【セルフチェックリスト】

□ 汗をかいた後、肌がサラサラしてすぐ乾く　Yes / No
□ 汗をかいても臭いがほとんど気にならない　Yes / No
□ 暑い日や運動時に全身からバランスよく汗をかく　Yes / No
□ 普段から適度に汗をかく習慣がある（運動や入浴など）　Yes / No
□ 汗をかいた後、気持ちが軽くなる　Yes / No

＊結果の見方

Yesの数が多いほど、あなたの汗は「いい汗」に近い状態です。
Noが多い場合は、「悪い汗」の可能性があります。改善を意識してみましょう。

◎「悪い汗」を「いい汗」に変えるには？

自分の汗が「悪い汗」に近い場合も大丈夫です。汗腺はトレーニングで改善できる器官です。次の方法を取り入れてみましょう。

①日常的に運動する習慣をつくる

軽いウォーキングやストレッチを日課にすると、汗腺が徐々に活性化され、全身でバランスよく汗をかけるようになります。

ここで！「汗トレ！3分メソッド」

②お風呂で汗腺を目覚めさせる

38～40℃のぬるめのお湯につかり、**「汗トレ！3分メソッド」（P8参照）で毛細血管を刺激しましょう。**からだがじんわり温まり、汗腺の働きが改善されます。

③水分補給を忘れない

汗をかくためには、体内の水分が十分であることが大切です。こまめに水を飲み、体内のめぐりを促しましょう。

いい汗が生む心のスッキリ効果

あなたは汗をかいた後、

「なんだか心が軽くなった」

と感じたことはありませんか？

お風呂や運動でしっかり汗をかいた後、からだがスッキリするだけでなく、心までもが晴れやかになる感覚。これには、科学的な理由があるのです。

汗をかく行為は、心の健康にも深い影響を与えます。

そのカギとなるのが、自律神経の働きと「幸せホルモン」の分泌です。

◎汗がもたらすリラックス効果

日々のストレスや緊張感は、自律神経のバランスに大きく影響を与えます。

交感神経が優位になりすぎると、心もからだも常に緊張状態になり、リラックスすることが難しくなります。

そこで役立つのが汗をかく行為です。

運動やお風呂で汗をかくと、交感神経と副交感神経のバランスが整います。

とくに、汗をかく過程で副交感神経が優位になると、からだと心がリラックス状態に導かれます。

たとえば、ぬるめのお風呂に入ると、からだがじんわりと温まり、汗がスムーズに出てきます。この過程が副交感神経を刺激し、心身に癒やしの効果をもたらします。

また、血流がよくなることでも「心地よさ」を得られます。

◎ストレスを軽減する「幸せホルモン」

汗をかくことによって分泌されるホルモンにも注目してみましょう。

運動やお風呂で汗をかくと、脳内で「セロトニン」や「エンドルフィン」といった「幸せホルモン」が分泌されます。

セロトニンは、心の安定に欠かせないホルモンです。

このホルモンが分泌されると、不安やストレスが軽減され、心が穏やかになります。

とくに、日光を浴びながらウォーキングなどの軽い運動をすると、セロトニンの分泌がさらに促進されます。

エンドルフィンは、運動や発汗の際に分泌される「快感ホルモン」としても知られています。このホルモンには、脳内で幸福感をもたらし、ストレスを和らげる効果があります。

運動後に感じる「爽快感」や「達成感」は、このエンドルフィンによるものです。

これらのホルモンの分泌が促進されることで、汗をかく行為が心にポジティブな影響を与えるのです。

◎リフレッシュ感と自己肯定感の向上

汗をかいた後に感じる「リフレッシュ感」は、心の健康にとっても重要です。

汗をかくことで体内の老廃物が排出され、血流が促進されます。このプロセスがからだを軽くするだけでなく、心にもよい影響を与えます。とくに、運動後やお風呂あがりに感じる「達成感」や「スッキリ感」は、自己肯定感を高める役割を果たします。

また、適度な汗をかくことで、心に余裕が生まれます。

忙しい日々の中でも、汗をかく時間を意識的につくることで、ストレスを手放し、リフレッシュすることができます。この積み重ねが、日々の生活を軽やかにしてくれるのです。

◎「いい汗」がもたらす心のポジティブ循環

いい汗をかく習慣を日常に取り入れることで、心の健康はさらに向上します。

たとえば、運動や入浴で汗をかく習慣をつくると、自律神経のバランスが整い、ストレスに強い体質がつくられます。その結果、心の安定感が増し、ポジティブな循環が生まれます。

とくに、朝の軽い運動や夜のお風呂でいい汗をかくことで、一日の始まりや終わりをリセットすることができます。これにより、心に余裕が生まれ、ストレスを感じにくい日常を手に入れることができるのです。


いい汗をかくことは、心をリフレッシュする最も手軽で効果的な方法です。

汗をかくことで分泌される「幸せホルモン」は、心にやすらぎと幸福感をもたらします。

また、ストレスを手放し、自分自身を整えるための重要なステップにもなります。

汗は、からだだけでなく、心にもポジティブな影響を与える「自然のリセットボタン」です。

毎日の暮らしに「いい汗」を取り入れる

「いい汗」をかく習慣は、特別な時間や場所を必要としません。

生活の中で少し意識を変えるだけで、誰でも簡単に取り入れることができます。

ここでは、朝の運動、入浴、食事、リラックスタイムといった日常生活に溶け込ませる具体的な方法を紹介します。それぞれの実践を通じて、心地よい「いい汗」を日常にプラスしていきましょう。

◎朝の運動でスタートを整える

忙しい日々の中でも、朝に10分だけ、からだを動かす時間を設けることで、代謝が高まり、いい汗をかきやすいからだがつくられます。

たとえば次のような簡単な運動がオススメです。

①ストレッチ

ベッドの上やテレビを観ながら軽くからだを伸ばすだけでも血流が促進されます。

②ウォーキング

朝の空気を吸いながら5～10分程度歩くだけで、気分がリフレッシュし、汗腺の目覚めにもつながります。

③ヨガのポーズ

簡単なポーズをいくつか行い、深い呼吸とともにからだをほぐすことで、心もからだもリラックスした状態で一日を始められます。

朝にからだを動かすことで、基礎代謝が上がり、日中を通して効率的に汗をかける体質に近づきます。

また、朝の軽い運動は、自律神経のバランスを整える効果もあり、一日の活力が増します。

◎入浴でからだをじんわり温める

お風呂は「いい汗」をかくための絶好の機会です。
次の方法を試してみてください。

①ぬるめのお湯で半身浴

温度：最初は38〜39℃のお湯から初めて、少しずつ熱め（40〜41℃）にしていきます。
　からだがじっくり温まり、無理なく汗をかけるようになります。
時間：最初は5〜10分くらいからスタート。慣れてきたら15〜20分に延ばしていきます。
　時間がない場合、5分間の部分浴や足湯でも効果があります。
頻度：毎日少しずつ行うことで、からだが無理なく熱さに慣れていきます。

「汗トレ！3分メソッド」（P8参照）を取り入れるとなおよいでしょう。

②入浴剤を活用

　炭酸ガス入りやエプソムソルトなどのミネラル成分入浴剤を使用することで、毛細血管に働きかけ血流が促進され、短時間でもしっかりと汗をかけるようになります。

◎食事で「いい汗」をサポート

食べるものも、汗の質や汗腺の働きに影響を与えます。食事に次の要素を取り入れましょう。

①旬の食材＝自然の恩恵を受けたものを食す

季節ごとの食材には、その季節特有のエネルギーや栄養が豊富にふくまれています。

例：夏のスイカ→からだを冷やし、暑気払い
　冬のかぼちゃ→からだを温め、免疫力を高める

次の季節への準備を助ける

例：春の山菜→冬にたまった毒素を排出し、新陳代謝を促進
　秋の栗や木の実→冬へのエネルギーを蓄える

旬の食材は栄養価が高く、からだに効率よく吸収されるため、いい汗をかき、健康を維持するのに理想的です。

②からだを温める食材

生姜、にんにく、唐辛子など、からだを内側から温める効果がある食材を積極的にとることで、代謝が高まり、汗をかきやすい体質をつくれます（唐辛子はとりすぎるとかえってからだを冷やしてしまうので注意しましょう）。

③発酵食品

味噌や納豆、ヨーグルトなどは腸内環境を整え、全身の代謝をサポートします。

④水分補給

汗をかくためには、体内の水分が十分に保たれていることが大切です。水だけをたくさん飲んでも、汗で出てしまった塩分などを補えません。塩分も一緒にとることが大切です。

⑤冷たい物のとりすぎに注意

冷たい飲み物や食べ物を過剰にとると、内臓が冷えてしまい、汗腺の働きを妨げることがあります。からだを冷やしすぎない食習慣を意識することで、汗腺の機能を維持しましょう。

◎リラックスタイムで心も整える

夜の時間を利用して、心とからだのバランスを整える習慣をつくりましょう。

①深呼吸とストレッチ

夜寝る前に、軽いストレッチや深呼吸を行うことで、副交感神経が優位になり、からだがリラックスモードに入ります。このタイミングで汗をかくと、体温調節機能がさらに整いやすくなります。

②寝る前の短い入浴

就寝前に短時間のお風呂に入ると、深部体温が適度に上がり、その後のスムーズな眠りを助けます。これにより、寝汗の質が向上し、からだは休息状態になり深い睡眠へと導かれます。

リラックスタイムを汗をかく準備の時間として活用することで、一日の終わりを心地よく締めくくることができます。

◎次につながる「いい汗」の実践

こうした生活全体での実践案を通じて、「いい汗」をかく習慣を無理なく取り入れられるようになります。

また、これらのアプローチは次の章で紹介する「汗の仕組み」や「毛細血管の若返り」にも深く関連しています。なぜ汗をかくことがからだや心によいのかを理解すれば、さらにモチベーションが高まり、日常に取り入れる意欲が湧くでしょう。

生活の中で少しずつ「いい汗」のチャンスを増やし、からだも心も軽やかに過ごしてみませんか？

あなた自身が変わるきっかけは、ほんの小さな行動から始まります。

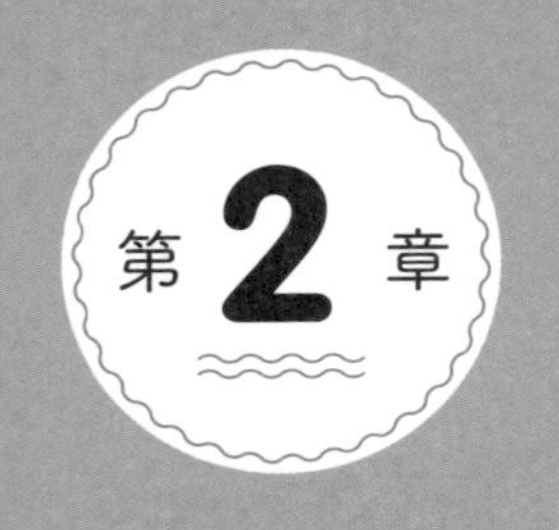

そもそも「汗」って、なんで出るの？

汗の秘密を知れば、
もっと汗が好きになる！

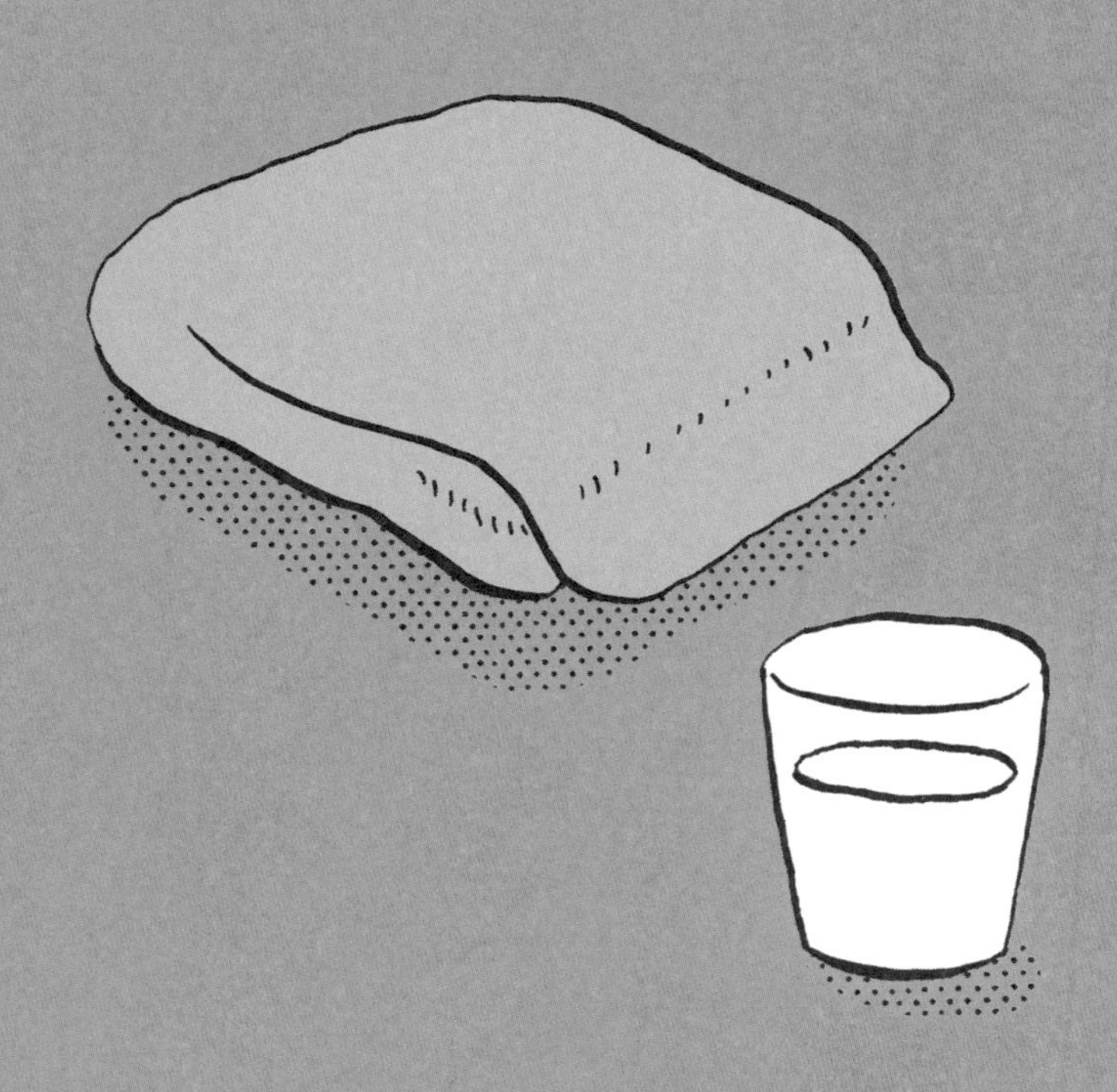

汗は血液の生まれ変わり

あなたは汗をかくとき、それがどこから来ているのか考えたことはありますか？

汗が「血液の生まれ変わり」といわれると驚く方も多いかもしれません。

しかし、これは科学的に見ても正しい表現です。汗は単なる体温調節のための水分ではなく、体内の循環を整え、健康を保つ重要な役割を果たしているのです。

◎汗の生成メカニズム：血漿との関係

汗は私たちの皮膚にある「汗腺」という器官から分泌されます。

人のからだには約200万〜500万個もの汗腺が存在し、これらが毎日汗をつくり出しています。この汗のもとになっているのが、血液中の液体成分である「血漿（けっしょう）」です。

血漿は、血液の約55%を占める液体部分で、主に水分から構成されています。

この中には、ナトリウムやカリウムなどのミネラル、老廃物、栄養素が含まれています。汗腺は、この血漿を濾過（ろか）する過程で大切なミネラル成分を血管に戻して再吸収させる役割を担っています。そのため、本来の汗は、ほぼ水に近い成分で構成され、蒸発しやすいのが特徴です。つまり、汗は血液が一部変化したものであり、血液の成分をそのまま映し出すものといえます。

血液が健康で循環が良好であれば、汗の質も自然とよくなります。

一方で、血液の状態が悪い場合、汗も「悪い汗」となり、ベタつきや臭いの原因となります。

◎血液浄化と体内循環への影響

汗をかくことは、血液の状態を整えるためにも非常に重要です。

汗は単なる老廃物の排出手段と思われがちですが、実際には「血液の一部」といっても過言ではありません。

人類は進化の過程で、体温を調節するために貴重な血液を犠牲にしてでも汗をかく仕組みを手に入れました。そのため、汗とともに失われるミネラル成分を血管に戻す「再吸収」という機能を適切に維持することが必要です。

適度に汗をかくことは、全身の血流をよくし、毛細血管の働きを高めることにもつながります。

さらに、体温調節のために皮膚に近い血管に血液を集めることで、毛細血管の働きが活性化します。その結果、新陳代謝が向上し、細胞が活性化され、疲労回復や免疫力の向上といった効果が期待できます。

汗をかく習慣を取り入れることは、健康を保つために欠かせない大切な要素なのです。

また、汗をかくことで体内の熱が放散され、体温が適切に調整されます。

この体温調節機能が正常に働くことは、心身の健康を保つために欠かせません。

適切な体温調節は、血圧の安定やホルモンバランスの維持にも寄与します。

◎汗の質を高めるためのポイント

汗が血液の生まれ変わりである以上、汗の質を高めるためには血液の状態をよく保つことが重要です。そのために、次のような生活習慣を取り入れてみてください。

①定期的な運動

軽い運動やストレッチを行うことで筋肉とともに血管が伸縮して血液循環が促進され、汗腺の働きが活性化します。これにより、サラサラした「いい汗」をかきやすくなります。

②水分補給

汗をかくためには、体内に十分な水分が必要です。一度に沢山飲もうとせず、日常的にこまめに水分を補給し、血液の流れを良好に保ちましょう。大量に汗をかく場面では、塩分や電解水の補給が必要となる場合があります。

③お風呂での発汗習慣

「汗トレ！3分メソッド」（P8参照）**で毛細血管を刺激しましょう。**またお風呂の水圧で末梢血管から心臓に血液が押し戻され、からだ全体が温まり、汗腺が目覚めます。

④バランスのよい食事

血液を健康に保つためには、栄養バランスのとれた食事が必要です。とくに鉄分やビタミンB群、ミネラルを含む食品を意識的に摂取しましょう。

汗は、体温調節をするだけでなく、血液が生まれ変わる過程で発生する重要な存在です。

汗をかくことで毛細血管が拡張され、体内循環が整い、からだ全体の調子がよくなります。

血液と汗の深い関係を理解することで、汗をかくことの価値がさらに高まるでしょう。

汗が若返らせる！毛細血管の力

私たちのからだには、地球を約2周半するほどの長さの血管が張りめぐらされています。

そのうち約99%を占めるのが「毛細血管」です。

この極めて細い血管は、酸素や栄養を全身に届け、老廃物を回収する重要な役割を担っています。

健康な毛細血管が十分に働いていることで、からだの隅々までエネルギーが行き渡り、心身の活力を保つことができるのです。

けれども、毛細血管は加齢や生活習慣の乱れによって劣化しやすい特徴があります。

この状態を「ゴースト血管」と呼び、放置するとからだの不調につながることがあります。

じつは、汗をかくことが、この毛細血管を若返らせる効果的な方法であることをご存じでしょうか？

◎毛細血管の役割と重要性

毛細血管は、体内で酸素や栄養を供給し、老廃物や二酸化炭素を回収する役割を果たしています。この血管は、髪の毛の約10分の1ほどの細さで、動脈や静脈のあいだをつなぐ「橋渡し」のような存在です。毛細血管の働きが活発であれば、次のような健康効果が期待できます。

①細胞の新陳代謝を促進

酸素や栄養が細胞に行き渡ることで、新しい細胞が生まれやすくなります。

②老廃物の排出

毛細血管は、細胞が活動する中で生じた老廃物を回収し、体外に排出するプロセスを助けます。これにより、からだの内側が常にクリーンな状態に保たれます。

③体温調節の補助

毛細血管を通る血液は、体温を調節する役割も果たします。血流が良好であれば、体温が適切に保たれ、冷えや熱中症のリスクが軽減されます。

◎ゴースト血管とは？

毛細血管は、30代をすぎた頃から少しずつ「ゴースト化」が進むといわれています。
この現象は、毛細血管が詰まり、機能を失ってしまう状態を指します。

［ゴースト血管が招く不調］
・手足の冷えやむくみ
・疲れやすさ
・肌荒れやシミ、たるみ
・内臓機能の低下
・高血圧

とくに、加齢や運動不足、ストレス、極端なダイエット、睡眠不足などが原因となり、ゴースト血管の進行を早めることがあります。さらに、ゴースト化が進むと、血液が行き届かない部分が増え、全身の健康状態が悪化する可能性があります。

◎温めて汗をかくことでゴースト血管化を防ぐ

温めて汗をかくことは、毛細血管のゴースト化を防ぎ、若返りを促進する最も効果的な方法の一つです。汗をかく際に毛細血管がどう変化し、血流が改善されるのか、そのメカニズムを見ていきましょう。

①毛細血管の拡張

汗をかくと、毛細血管が一時的に拡張します。この拡張によって、血液がスムーズに流れるようになり、細胞が必要とする酸素や栄養が届きやすくなります。

②新しい血管の再生

温まって汗をかくと、血流が活性化され、ダメージを受けた血管の修復や新しい毛細血管の生成を促す物質が分泌されます。このプロセスが毛細血管の再生を助けます。

③デトックス効果

腎臓や肝臓などの血流が増え、老廃物が排出されることで、毛細血管に不要な物質がたまるのを防ぎます。また、血液が浄化されることで毛細血管が元気を取り戻します。

◎汗で毛細血管を若返らせる具体例

毛細血管を元気にするためには、次のような「汗をかく習慣」を取り入れるのが効果的です。

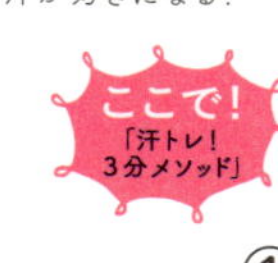

①お風呂での汗トレ

38～40℃のぬるめのお湯につかり、**「汗トレ！ 3分メソッド」（P8参照）を行いましょう。**STEP2のグーパーブラブラ体操をするだけでも、毛細血管が刺激されて一気に拡張し、血流が促進されます。さらに、炭酸ガス入りの入浴剤を活用すると、血流がより活発になり、短時間で効率的に汗をかけます。

②軽い運動

ウォーキングやストレッチなど、からだに負担をかけない軽い運動を習慣化することで、毛細血管の働きが向上します。運動後の汗は、体内の循環を整える大きな効果があります。

③温冷浴の活用

温かいお湯と冷たい水を交互に浴びる温冷浴は、毛細血管を拡張・収縮させる運動を繰り返すため、血管をしなやかに保つ効果が。サウナでの水風呂や外気浴なども効果的です。

④血行促進スパイスの活用

シナモンやナツメグなどの香辛料は、血行を促進させる身近な生薬でもあります。カレーパウダーなども、温め、鎮静、発汗、血管を強くする生薬がバランスよく入っているので、お料理に活用しましょう。

⑤適切な水分補給

常温の水をこまめに摂取するとともに塩分やミネラルもとることで、汗腺の働きをサポートし、血液の流れを良好に保ちましょう。

◎毛細血管が若返るとどうなる？

毛細血管の状態が改善されると、次のようなよい変化が期待できます。

□ 手足の冷えやむくみの解消
□ 肌のハリやツヤが向上
□ 疲れにくくなる
□ 内臓機能が活発になり、代謝がアップ

これらの変化は、健康な毛細血管がからだ全体の細胞を活性化し、老化を防ぐからです。毛細血管は、からだの健康を支える「生命線」ともいえる存在です。

運動や入浴によって毛細血管を若返らせることができ、全身の血流が改善されます。これにより、酸素や栄養が効率的に行き渡り、心身の調子が整います。

運動も、汗をかいて体温調節できるからだでないと、疲れやすく継続も難しいでしょう。まずは、「いい汗」をかくことで毛細血管の力を最大限に引き出し、若々しいからだを手に入れましょう。

更年期やストレスで汗が狂う――その対策とは？

突然、暑くもないのに、からだ中が熱くなり、大量の汗が噴き出す。

夜中に寝汗で目が覚める。

こうした「汗の乱れ」は、多くの人が更年期や強いストレスの中で経験するものです。

これらの症状は、体内のホルモンバランスや自律神経の乱れが原因で起こっています。

汗が狂う仕組みを理解し、適切に対処することで、からだも心も落ち着きを取り戻します。

◎ホットフラッシュと視床下部の関係

更年期に多くの女性が経験する「ホットフラッシュ」は、突然からだが熱くなり、大量の汗をかく症状を指します。これは、汗の調整を担う脳の「視床下部」の働きが不安定になることで起こります。

①視床下部の役割

視床下部は、脳の中にある小さな部分で、体温調節や自律神経、ホルモン分泌をコントロールする重要な役割を果たしています。とくに、体温を一定に保つために、暑いと感じると汗をかかせ、寒いと感じると熱を保つよう、からだに指示を出します。

②更年期とホルモンの関係

更年期に入ると、女性ホルモンであるエストロゲンの分泌が急激に減少します。このホルモンの変化が視床下部に混乱を引き起こし、体温を正しく判断できなくなります。その結果、実際には、からだが暑くないのに「暑い」と誤認し、大量の汗をかくホットフラッシュが起こります。また、逆に必要なときに汗をかけなくなることもあります。

③ストレスによる交感神経の乱れ

ストレスが原因で汗が狂うケースも少なくありません。

ストレスを感じると、からだは「戦うか逃げるか」という緊張状態に入り、交感神経が優位になります。

この交感神経が汗腺を刺激することで、手のひらや足の裏、脇などから不快な「緊張汗」が多く分泌されます。

④ストレスと汗の特徴

［局所的な汗］……手や足、脇など、特定の部位で大量の汗が出る

［冷たくベタつく汗］……蒸発しにくく、不快感が強い

［頻繁な発汗］……緊張や不安を感じるたびに汗が出る

この状態が続くと、交感神経が常に活性化され、副交感神経とのバランスが崩れます。その結果、疲労感が増し、体調不良を引き起こす悪循環に陥ることがあります

◎汗の乱れを整えるための対策

更年期やストレスによる汗の乱れを改善するには、ホルモンバランスや自律神経を整えるための習慣を取り入れることが効果的です。

①ホットフラッシュの対策

［からだを温めすぎない］
室温を快適に保ち、重ね着で調整することで、体温の急激な上昇を防ぎます。

［大豆イソフラボンを摂取］
大豆製品（豆腐や納豆）には、エストロゲンに似た作用を持つ成分が含まれており、ホルモンバランスの安定に役立ちます。

［入浴で血流を促進］
ぬるめのお湯での半身浴は、リラックス効果や汗の質を改善します。ゼラニウムやクローブなどホルモンを整えるアロマを湯船に垂らすのもおすすめです（妊娠中の方は控えましょう）。

②ストレスによる汗の乱れを抑える方法

［深呼吸や瞑想］

日々の緊張を解くために、5～10分程度、深呼吸や瞑想を行いましょう。とくに、ゆっくりとした呼吸は、副交感神経を優位にし、汗の抑制に効果的です。

［適度な運動］

ヨガやストレッチ、ウォーキングは、ストレスを軽減し、自律神経のバランスを整える助けになります。

［リラクゼーションタイム］

アロマやマッサージを取り入れることで、心身の緊張をほぐし、交感神経の過剰な働きを抑えられます。入浴時にからだを洗いながら泡でハンドマッサージするのも効果的です。

③睡眠を改善する

睡眠不足はホルモンバランスや自律神経の乱れを悪化させる大きな要因です。質のよい睡眠をとるために次のポイントを意識しましょう。

- □ 就寝前のスマホやテレビの使用を控える
- □ 寝室の温度（16℃〜26℃）や湿度（40％〜60％）を快適に保つ
- □ 寝る2〜3時間前にお風呂で汗をかき、体温を自然に下げる

④食生活の見直し

ホルモンバランスや自律神経によい食事を心がけましょう。

- □ ホルモンを安定させる食品……大豆製品、アーモンド、卵など
- □ からだを温める食品……生姜、根菜類、スパイスなど

◎汗トレで改善する汗の乱れ

汗トレは、更年期やストレスによる汗の乱れを改善する効果的な方法です。発汗を促すことで、体温調節機能が向上し、自律神経のバランスも整います。とくにお風呂での汗トレは、次のような効果が期待できます。

①視床下部をリセットする

温められた血液が脳に届き、体温調節の誤作動を和らげます。

②リラックス汗を促す

リラックスした状態で汗をかくと、交感神経が抑えられ、からだと心が落ち着きます。

③末端の毛細血管を鍛える

発汗によって血流が促進され、末端の毛細血管が活性化します。血液循環が改善し、冷え性やむくみの解消に役立ちます。

更年期やストレスによる汗の乱れは、からだが発する重要なサインです。適切な対策をとることで、汗の質を改善し、心身ともに快適な状態を取り戻すことができます。

汗トレを日々の生活に取り入れ、汗を「コントロール不能なもの」ではなく、「心とからだを整える味方」として活用していきましょう。

汗の臭いが教える からだのサイン

汗をかいたとき、その臭いが気になったことはありませんか？

とくに、ツンとしたアンモニアのような臭いがすると、

「自分の汗に問題があるのでは？」

と不安になるかもしれません。

実は、汗の臭いには、からだの健康状態が反映されています。

アンモニア臭や疲労臭の原因を理解し、適切な対策をとることで、臭いを改善し、健康的な汗を取り戻すことができます。

◎アンモニア臭や疲労臭の原因

汗そのものは無臭ですが、臭いが発生するのは体内や肌の状態に原因があります。

とくに、アンモニア臭や疲労臭は健康状態のサインとして見逃せません。

[アンモニア臭の正体]

アンモニア臭の汗は、血液中のアンモニアが分解されずに汗や皮膚を通じて排出されることで発生します。

アンモニアは食べ物の代謝過程で生成される有害物質で、通常は肝臓で尿素に変えられ、腎臓を通じて尿として排出されます。

けれども、次の原因で分解が追いつかなくなると、アンモニアが汗に含まれるようになります。

①肝臓機能の低下……過度な飲酒や栄養不足が原因で、肝臓の働きが弱まる

②腎臓機能の低下……老廃物を排出する腎臓のろ過機能が低下する

③慢性的な疲労やストレス……内臓に負担がかかり、代謝が滞る

[疲労臭の特徴]

疲労臭は、慢性的な疲労やストレスが原因で、体内の代謝が乱れた際に発生する臭いです。アンモニア臭と同様、肝臓や腎臓の機能が低下している場合に発生しやすくなります。

また、脂質が分解される際に生成される揮発性の物質が皮膚から排出されることで、特有の酸っぱい臭いや脂っぽい臭いが発生します。

◎臭いが教える健康チェック

汗の臭いは、からだの内部状態を知る重要な手がかりです。
次のサインに注意して、自分の健康状態を確認してみましょう。

□ ツンとしたアンモニア臭……肝臓や腎臓の働きが低下している可能性
□ 酸っぱい臭い……運動不足や慢性的な疲労の蓄積
□ 強い脂っぽい臭い……食生活の乱れや内臓脂肪の増加

これらの臭いに気づいた場合、早めに生活習慣を見直すことが重要です。
臭いが長期間続く場合は、医師に相談することをオススメします。

◎臭いを改善する生活習慣

汗の臭いを改善するためには、からだの内側から整える生活習慣が必要です。次のポイントを意識して、日常生活に取り入れてみましょう。

①肝臓と腎臓をケアする

肝臓や腎臓の機能を高めることが、アンモニア臭の改善につながります。

［バランスのよい食事］

・ビタミンB群（レバー、卵黄）やタウリン（牡蠣やしじみ）を含む食品を摂取

・アルコールの制限……肝臓に負担をかける過度な飲酒を避ける

・適度な水分補給……水分をこまめに補給し、老廃物の排出を促す

②ストレスを軽減する

ストレスを感じると交感神経が活性化し、臭いが強くなることがあります。

次の方法を試してみてください。

・深呼吸や瞑想……心を落ち着ける時間を意識的につくる
・趣味を楽しむ……リフレッシュする時間を持つことで、ストレスを解消

③食生活を見直す

汗の臭いを軽減するには、食事から体質を改善することも重要です。

［控えるべき食品］
にんにくやスパイスなど、体臭を強くする食品の摂取を控える。

［積極的に摂るべき食品］
クエン酸（みかんやレモン、酢など酸っぱいもの）、発酵食品（納豆、ヨーグルト）や抗酸化作用のあるスーパーフード（ブロッコリーやキャベツ）を取り入れる。

◎汗トレで臭いを整える実践案

汗トレは、からだの代謝を改善し、汗の臭いを整える効果的な方法です。

①お風呂での汗トレ

お風呂は汗をかきやすく、臭い改善に最適な場所です。

［汗トレ！3分メソッド］

38〜40℃のぬるめのお湯に15〜20分つかり、じっくりと汗をかく。このとき、**「汗トレ！3分メソッド」（P8参照）で汗腺を鍛えましょう。**

［エプソムソルト（マグネシウム）入りの入浴剤］

血流を促進し、老廃物の排出を助ける。

②軽い運動を取り入れる

運動不足は臭いを悪化させる原因の一つです。

［ウォーキングやストレッチ］……汗腺を活性化し、血流を改善する

◎汗を流した後のケア

汗をかいた後のケアも重要です。

臭いが気になる場合は次の方法を試しましょう。

［こまめなシャワー］……汗を放置すると臭いの原因になるため、こまめに洗い流す
［保湿クリームの使用］……肌を保湿することで、雑菌の繁殖を防ぐ
［デオドラントケア］……デオドラントスプレーや拭き取りシートなどを活用して、皮脂や菌など臭いの発生を事前に防ぐ

汗の臭いは、からだの健康状態を教えてくれる重要なサインです。

アンモニア臭や疲労臭に気づいたら、それは、からだからのＳＯＳかもしれません。

臭いを改善するためには、生活習慣を見直し、汗トレを取り入れることが効果的です。

汗の臭いに対する意識を変え、からだと心の健康を整える一歩を踏み出しましょう。

健康的で心地よい「いい汗」をかくことで、心身ともに軽くなり、より充実した日々を送ることができるはずです。

緊張汗とリラックス汗——自律神経と汗の不思議な関係

汗には、緊張したときに出る「精神性発汗」と、体温調節のために出る「温熱性発汗」、食べ物の刺激で出る「味覚性発汗」があります。これらの汗は、「アポクリン腺」と「エクリン腺」という汗腺の違いによって生み出されています。それぞれの特徴を知ることで、汗に対する理解が深まり、上手に向き合えるようになります。

◎エクリン腺の汗

体温調節を主な目的とする汗腺で、全身にひろがっています。運動や暑さで体温が上がると汗をかいて熱を外に逃します。手のひらや足の裏に多く分布していて、滑り止めの役割もあり、ほとんどが水分でサラサラしていて、匂いがなく蒸発しやすいのが特徴です。

緊張や不安を感じたときにもエクリン腺から汗が分泌されます。

◎アポクリン腺の汗

脇の下や乳首、陰部など特定の部位に集中している汗腺。

フェロモンのような役割があると考えられており、思春期以降に活性化します。

脂質やタンパク質を含むため、粘り気があり、皮膚の細菌と混ざると特有の匂いが発生します。緊張や興奮で分泌が増えることがあります。

◎「緊張汗（精神性発汗）」の仕組みと対処法

「精神性発汗」とは？

緊張や不安、驚きといった精神的な刺激によって発生する汗です。

緊張したときやストレスを感じたときに出る汗は、「エクリン腺」と「アポクリン腺」の両方が関与しています。

・エクリン腺の発汗

緊張時、手のひらや足の裏、額などの特定の部位に汗をかきます。進化の過程で「戦うか逃げるか」という状況において滑り止めとして役立っていた汗腺の名残とされています。

・アポクリン腺の発汗

緊張や興奮でアポクリン腺の汗も分泌され、独特の臭いを発生させることがあります。

緊張汗が出るのは、交感神経が優位になり、アドレナリンが汗腺を刺激するためです。汗腺が発達していなかった動物の頃からの本能に働きかけて、汗を分泌させます。このプロセスは、外的ストレスに対する自然な反応ですが、過剰に出ると不快感や困惑を引き起こすことがあります。

①「緊張汗」を和らげる方法

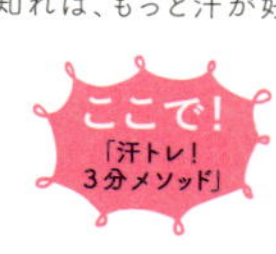

緊張汗を防ぐためには、交感神経の過剰な働きを鎮め、副交感神経を優位にすることが重要です。リラックスホルモンが分泌され、心とからだが軽やかになります。

サウナや岩盤浴、運動などで汗をかくと、副交感神経が活性化し、ストレスが和らぎます。

また、深呼吸することで、副交感神経を優位にし、心拍数を下げることができます。

具体的には、次の呼吸法を試してみてください。

- 鼻からゆっくりと3秒吸い込み、口から5秒かけてゆっくり吐き出す。
- これを5分程度繰り返すことで、心身がリラックスします。

汗腺を鍛えることでも、さらりとした「いい汗」をかけるようになります。

日常的に**「汗トレ！3分メソッド」（P8参照）を取り入れて、汗をかく力を高めていきましょう。**

②手軽にできるリラックス法を取り入れる

緊張しやすい場面では、次の方法も有効です。

・ハンドタオルで手のひらを押さえることで、汗の感覚を軽減。
・ポケットサイズの制汗シートを携帯し、こまめに汗を拭き取る。

◎日常生活でのストレスケア

緊張汗は、日常生活のストレスがたまると出やすくなります。質の高い睡眠を心がけたり、適度な運動でストレスを解消することが緊張汗の予防につながります。

リラックス汗（温熱性発汗）で心身を整える

［温熱性発汗とは？］
運動やお風呂などで体温が上昇した際、体温を下げるために出る汗です。このタイプの汗は、手のひら、足の裏をのぞく、全身のエクリン腺から分泌されます。
リラックス汗は蒸発しやすく、体温調節を効果的に行うことで、心身のリフレッシュ感をもたらします。

血管を広げるアセチルコリンという神経伝達物質が使われるため、効率よく熱を逃がせるようになっています。

血管が開いて血流がよくなることで副交感神経も活性化され、緊張感を和らげ、心を穏やかにする効果も期待できます。

［味覚性発汗とは？］

食べ物がきっかけで出る汗です。とくに辛いものや熱い食べ物を食べたときに、額や鼻の周り、口の周りから汗をかきます。

味覚刺激への反応として起こる発汗で、体温調節や緊張とは異なり、食べ物の刺激が交感神経を活性化し、エクリン腺から汗が分泌されます。

顔の特定部位から目立つように汗をかくことが多く、「辛味＝熱」と感じる刺激に反応するため、進化的には熱放散の役割を果たしている可能性があります。

［リラックス汗を促す具体的な方法］

①お風呂での汗トレ：お風呂はリラックス汗をかく最適な場所です。

次の手順で汗トレを取り入れましょう。
温度……38〜40℃のぬるめのお湯につかる。
時間……15〜20分間、深呼吸をしながらリラックスする。

お風呂では、炭酸ガスやアロマオイル入りの入浴剤を使用すると効果が高まります。

②軽い運動で汗をかく

適度な運動は、リラックス汗を出すのに効果的です。
たとえば、ウォーキングやヨガ、ストレッチを10〜20分行うだけでも、血流が促進され、汗腺が活性化します。とくに、呼吸を意識した、ゆったりとした動きは、心身を落ち着かせる効果があります。

◎リラックスタイムの確保

一日の中でリラックスする時間を確保することも重要です。
［マインド風呂ネス瞑想®］

お風呂の中で心地よさに集中する「マインド風呂ネス瞑想®」は、自律神経を整え、心身のバランスを回復させるのに非常に有効な方法です。緊張汗の原因である交感神経の過剰な興奮を抑え、副交感神経を優位にすることで、リラックスした状態をつくり出します。

※注意！　入浴中の飲酒や居眠りは避け、
　　　体調がすぐれないときは行わないようにしましょう。

＊「マインド風呂ネス瞑想®」の具体的な方法

①心地よさに意識を向ける

湯船や岩盤浴で温まる、サウナで温冷浴を楽しむなど、肌が感じる小さな心地よさに意識を向けます。

汗をかくと、からだは「気温」を皮膚で感じ、「喉の渇き」や「涼しい風」を意識しやすくなります。

この反応はからだが環境を五感で察知し、内側で調整している証拠です。

「気持ちいい」「ほっとする」と感じる瞬間を捉え、その感覚を味わいます。温かいお湯に手や足を浸したりすることで、感触を通じて心地よさを感じとります。この感覚に集中し、思考を少しずつ手放していきます。

②呼吸に集中する

ゆっくりと鼻から吸い込み、口から吐き出します。

このとき、呼吸そのものが持つ心地よさに集中します。息を吸うときのひんやりした感覚、吐くときの穏やかさに意識を向けるだけで、リラックス効果が得られます。

呼吸の流れに意識を向けからだの感覚を感じることで、雑念が消えやすくなります。呼吸とともに広がる肺や横隔膜に感覚を集中させましょう。

③短時間から始める

最初は1～5分程度からスタートし、慣れてきたら10～15分と時間を延ばしていきます。毎日の習慣にすることが重要です。

＊マインドフルネスの具体的な実践

マインドフルネスは、「マインド風呂ネス瞑想®」と異なり、日常の中で行う方法です。仏教では、私たちの感覚と感情、思考は異なる心の領域にあるといわれています。これは、からだで「感じること」と頭で「考えること」を同時に行うことが難しいためです。次の簡単なステップで取り入れられます。

①現在の感覚に注意を向ける

目の前の状況や自分の感覚に意識を集中させます。からだの五感で「感じること」は、生きている、いま現在を感じる唯一の方法です。マッサージするとき、また受けているときにそこに意識を集中し、痛みや心地よさ、温かさを感じます。

心地よい感覚（香りや音、温かい、柔らかい、気持ちいいなど）に集中することで、過去や未来にとらわれた思考を手放し「いまここ」に意識を引き戻せます。

②感覚を観察する

いま感じている感覚に集中することで、「考えている」思考から意識を手放すことができます。おなかや歯が痛いときに「考えよう」としても難しいのは、思考と感覚は同時に行うのが難しいからです。

心地よい感覚に集中していると、痛みや苦しみがあっても、それを「ただの現象」として観察する余裕が生まれます。

③感覚を一つひとつ丁寧に拾う

触れる感覚、温かさ、ツボを押した時のイタ気持ちいい感覚に意識を集中させます。

他人の手を介して受ける方が、自分の内側の感覚に集中できるためおすすめです。

緊張している場所は固く硬直しているため、筋肉の緊張を弛めるよう丁寧に感覚に意識を集中します。

「感じること」と「考えること」は一見相反するようですが、実は補い合うものです。

感じることで物事の本質を知り、考えることでその理解を深めてゆけます。

このバランスをとることで、体験が豊かになり、深い気づきを得られるようになります。

＊「マインド風呂ネス瞑想®」とマインドフルネスがもたらす効果

①交感神経の抑制

皮膚感覚の「心地よさ」を優位にすることで、緊張汗を引き起こす交感神経の活動を緩和し、リラックス汗を促進します。

②ストレス耐性の向上

習慣化することで、身体感覚の肉体と思考が切り離され、ストレスに対する耐性が高まり、心の安定を維持しやすくなります。

③睡眠の質の改善

心とからだの感覚が切り離され、深いリラックス効果により、深い睡眠を得やすくなり、自律神経のバランスが整います。

「マインド風呂ネス瞑想®」やマインドフルネスは、緊張汗の原因となるストレスや不安を和らげるだけでなく、心身全体の健康を向上させるための有力な手段です。

◎汗をかくことは、私たちのからだを守る大切な仕組み

汗をかくことは、私たちのからだを守るための自然で大切な仕組みです。

たとえば、緊張したり不安を感じたりすると、手のひらに汗をかくことがありますよね。

このとき、「私のからだがストレスから守ろうとしてくれているんだ」と意識してみましょう。

また、運動の後に汗をかき、顔やからだをぬぐうときには、「いま、この瞬間も、からだが私の健康や美しさを支えてくれている」と感じることができます。

こうした気づきは、自分のからだとの対話を生む第一歩です。

からだが持つ自然な仕組みを理解し、それに寄り添うことで、もっと自分のからだを愛おしく思える瞬間が増えるはずです。

汗をかくことは、単なる生理現象ではなく、からだからの大切なサインなのです。

特に、エクリン腺という汗腺は、健康的で質のよい汗をかくために鍛えることが可能です。この汗腺は全身に分布しており、運動や入浴を通じて活発にすることができます。「汗トレ！3分メソッド」のほか、適度な運動を日常生活に取り入れたり、リラックスできる入浴の習慣を作ることで、エクリン腺を元気に保ちましょう。

これにより、体温調節がスムーズになり、快適さを保てるからだに近づきます。

一方で、汗の量が多すぎたり、臭いが気になったりする場合は、無理せず皮膚科や専門医に相談するのも賢い選択です。

適切なケアやアドバイスを受けることで、日々の快適さを向上させることができるでしょう。

汗をかくことは健康的な生活の一部であり、私たちが日々気づかずに恩恵を受けている重要なプロセスです。

その恩恵に感謝しながら、からだからのサインを見逃さず、適切に向き合うことで、より充実した毎日を送ることができます。

汗を味方にして、健康で心地よい生活を目指しましょう。

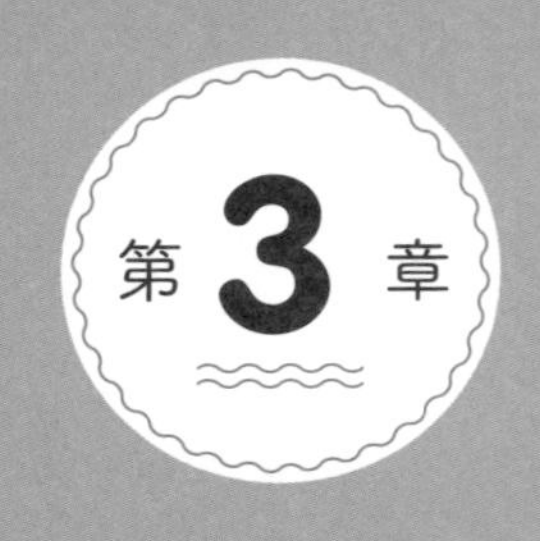

下半身から汗が出ない！それは老化のサイン

全身の汗バランスを
整えて、若々しく！

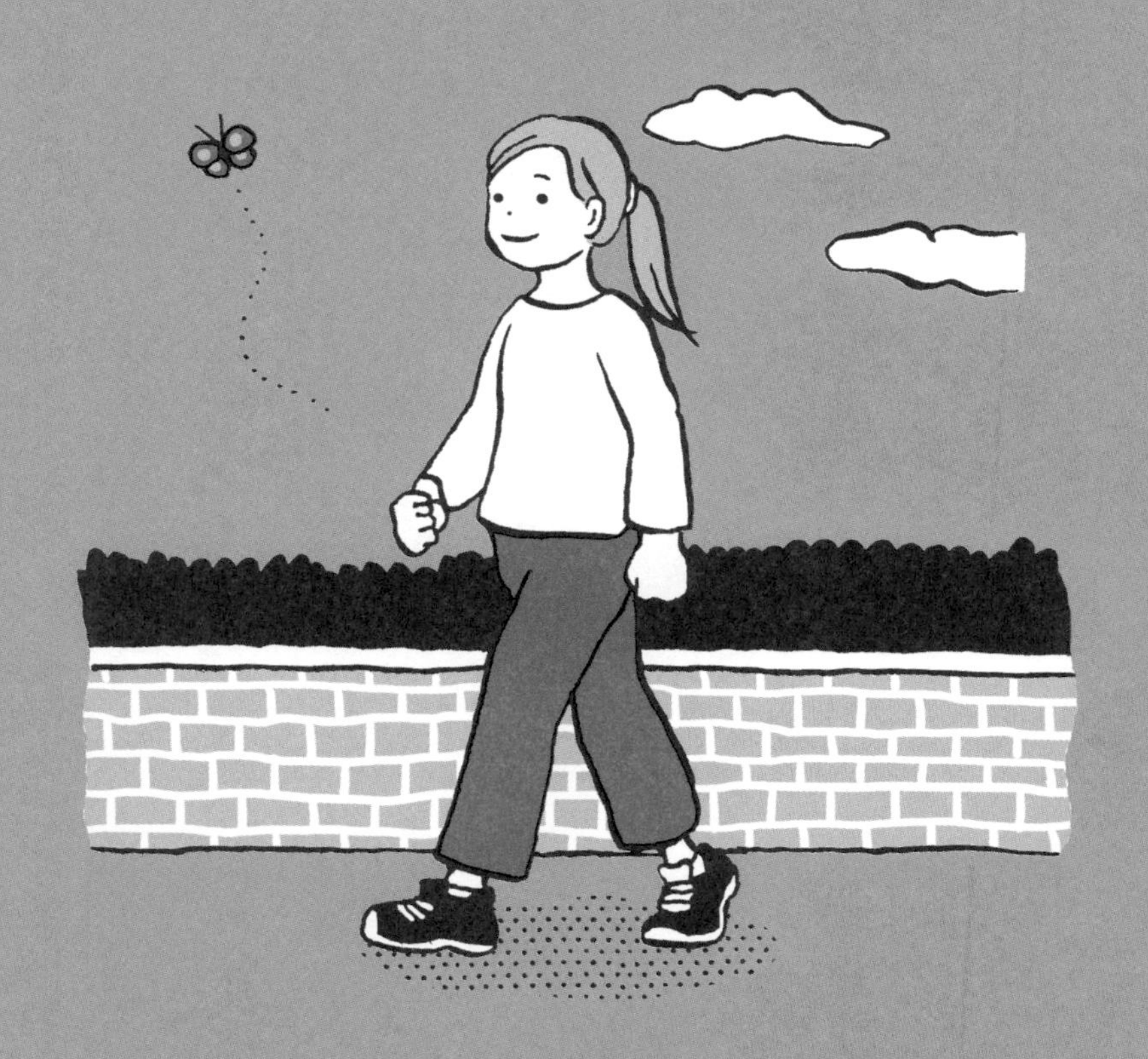

部分的な汗の原因を探る

「下半身」で汗をかきにくい状態は、加齢や生活習慣の乱れによる老化のサインかもしれません。下半身の発汗不足は、体温調節の負担を上半身に集中させ、顔や脇など特定の部位に汗が偏る「部分的な汗」の原因となります。

この章では、下半身で汗をかけなくなる原因と、それを改善する方法をご紹介します。

◎下半身で汗をかきにくくなる主な原因

下半身の発汗不足には、以下のような要因が関係しています。

①休眠汗腺の存在

運動不足やエアコンの効いた環境で長時間過ごすことで、汗をかく機会が減ると、「休眠状態」の汗腺が増加します。この休眠汗腺は、とくに下半身に多く見られ、発汗機能の低下を引き起こします。その結果、体温調節を補うために上半身や顔に汗が集中してしまいます。

②血流の滞り

下半身はとくに血流が滞りやすい部位です。長時間の座りっぱなしや運動不足が続くと、血液が汗腺に行き渡らず、下半身での発汗が抑制されます。この状態は冷え性やむくみの原因にもなります。

③自律神経の乱れ

ストレスや不規則な生活によって、自律神経が乱れると、汗腺の働きに影響を与えます。とくに交感神経が過剰に優位になると、上半身の発汗が増える一方で、下半身ではほとんど汗をかけない状態が生じることがあります。

④ホルモンバランスの変化

更年期に伴うホルモンバランスの乱れは、下半身での汗腺の働きを低下させる原因となります。この影響で、顔や頭からの大量の汗が目立つこともあります。

◎下半身の発汗不足がもたらす影響

下半身で汗をかきにくい状態を放置すると、次のような問題が起こる可能性があります。

①体温調節の効率低下

全身でバランスよく汗をかけないと、体温調節がスムーズに行われません。その結果、体内に熱がこもりやすくなり、疲労感やだるさを引き起こします。

②肌トラブルや臭いの発生

汗が顔や脇など特定の部位に集中すると、皮膚が蒸れて雑菌が繁殖しやすくなります。このことが肌トラブルや汗臭の原因となり、不快感を増幅させます。

③老化の兆候

下半身の汗腺や毛細血管の働きが低下することで、代謝や血流がさらに悪化します。これにより、冷え性やむくみが慢性化し、全身の老化を加速させる可能性があります。

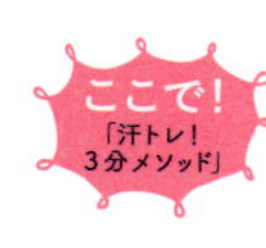

◎下半身の発汗を促す具体的な方法

下半身での発汗不足を改善し、全身でバランスよく汗をかくことが大切です。

［汗腺を目覚めさせるトレーニング］

下半身の休眠汗腺を目覚めさせるために、次の習慣を取り入れましょう。

①「汗トレ！ 3分メソッド」

38〜40℃のぬるめのお湯につかり、**「汗トレ！ 3分メソッド」****（P8参照）****で毛細血管を刺激しましょう。**休眠汗腺の働きが改善されます。

②サウナや岩盤浴の活用

全身を温めることで、下半身を含む汗腺全体を活性化できます。ただし、無理をせず、自分に合った時間や温度で行うことが大切です。

③下半身を中心とした運動

血流を促進し、下半身で汗をかきやすい状態にする運動を日常に取り入れましょう。

④ウォーキングやジョギング

脚を使った運動は、下半身の血流を改善し、汗腺の働きを活発にします。

⑤スクワットやストレッチ

太ももの筋肉を鍛えるスクワットや、足首やふくらはぎを伸ばすストレッチも効果的です。

⑥温冷浴

お風呂やシャワーで温かいお湯と冷たい水を交互に浴びる「温冷浴」を取り入れることで、血管や汗腺が刺激され、発汗しやすくなります。

下半身の汗は健康のバロメーター――今日から簡単な対策を始めて、快適で若々しい毎日を手に入れましょう。

休眠汗腺を目覚めさせるステップ

下半身の発汗不足は、運動不足や冷えによって「休眠汗腺」が増えることで起こります。休眠状態にある汗腺を再び目覚めさせるためには、これまでにもご紹介してきました通り、次のようなステップを日常生活に取り入れることが効果的です。

①汗腺を目覚めさせる準備――からだを温める

休眠汗腺を活性化させるには、まずからだを温めて血流を促進することが重要です。体温を上げることで汗腺が刺激を受け、発汗しやすい状態が整います。

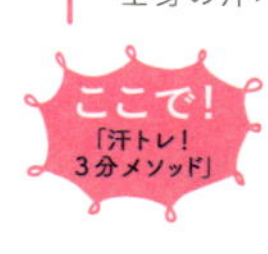

□ ぬるめのお風呂でリラックス（38～40℃程度のお湯に20分ほどつかる）
□ 「汗トレ！3分メソッド」（P8参照）で毛細血管を刺激
□ 足湯で下半身の血流を促進

□ 温冷浴を取り入れる

②汗腺を刺激する運動を取り入れる

汗腺を目覚めさせるには、適度な運動が非常に効果的です。
全身を動かすことで血流が促進され、汗をかく準備が整います。

□ 軽い有酸素運動（ウォーキングやジョギング、サイクリングなどを20～30分）
□ ストレッチやヨガ
□ 室内でできる軽い運動（体操やダンスを一日5～10分取り入れる）

③汗腺を鍛える食事と水分補給

汗腺を目覚めさせるには、からだの内側からサポートする食生活も重要です。

［からだを温める食材を積極的に摂取］
生姜や唐辛子、根菜類、にんにくなどの食材は血流をよくします。発酵食品や海藻類を取り入れると血液がサラサラになり、いずれも汗腺への栄養供給がスムーズになります。

［こまめな水分補給］
汗をかくためには、体内に十分な水分が必要です。発汗後は、水分と一緒に塩分やスポーツドリンクで体内のバランスを保ちましょう。冷たい飲み物はからだを冷やし、汗腺の働きを鈍らせるため控えましょう。

④汗腺を目覚めさせる環境を整える

日常生活の中で汗腺を目覚めさせるための環境を意識することも大切です。

［エアコンの使いすぎに注意］
エアコンでからだを冷やしすぎると、汗腺が働く機会が減り、休眠状態が長引きます。室温を適度に保ち、外気とのバランスを取ることを意識しましょう。

［自然に触れる時間を増やす］
自然の中を散歩したり、外で軽くからだを動かすことで、気温の変化に順応しやすくなり、汗腺の活性化につながります。

⑤継続がカギ——焦らずに取り組む

休眠汗腺を目覚めさせるには、ある程度の時間が必要です。一度衰えた汗腺が完全に活性化するまでには、2週間から1か月程度かかる場合もあります。無理せず、継続的に取り組むことが大切です。

休眠汗腺は適切なケアを続けることで再び活性化します。汗トレの習慣が、いい汗をかけるからだづくりにつながります。

下半身の汗腺を鍛える具体的な方法

汗は体温調節や老廃物の排出に重要な役割を果たしますが、とくに下半身で汗をかきにくいと感じる場合、汗腺の働きが低下している可能性があります。

下半身の汗腺を鍛えることは、からだ全体の健康を向上させるためにも大切です。

下半身の汗腺を目覚めさせ、活性化するには、次のことが効果的です。


ここで！「汗トレ！3分メソッド」

①「汗トレ！3分メソッド」

「汗トレ！3分メソッド」（P8参照）で毛細血管を刺激しましょう。また38〜40℃のぬるめのお湯につかることで、お風呂の水圧により末梢血管から心臓に血液が押し戻され、からだ全体がじんわり温まり、汗腺が目覚めます。

②お風呂でじっくりと汗をかく

・足湯を取り入れる

全身浴が難しい場合は足湯を活用しましょう。バケツや足湯用の容器に40℃程度のお湯を入れ、10分間足をつけます。これだけでも下半身の血流がよくなり、汗腺が刺激されます。

・入浴剤の活用

炭酸ガスやミネラル成分が含まれた入浴剤を加えることで、発汗効果を高めることができます。下半身をじんわり温め、リラックスしながら汗腺を鍛えましょう。

③下半身を重点的に動かす運動

下半身の汗腺を鍛えるためには、足を中心とした運動が効果的です。

・ウォーキングやジョギング

足を使う有酸素運動は、下半身の血流を促進し、汗腺を活性化させます。通勤や買い物の際に少し遠まわりをするだけでも効果があります。

・スクワット
スクワットは太ももの筋肉を鍛えると同時に、汗腺を刺激するのに最適な運動です。無理のない範囲で10～15回を1セットとして、一日2～3セットを目標に行いましょう。

・ふくらはぎのストレッチ
下半身で汗をかきやすくするためには、ふくらはぎの血流をよくすることが重要です。壁に手をついてかかとを床につけたまま、からだを前に倒すストレッチを取り入れてみましょう。

④温冷刺激で汗腺を活性化

温かいお湯と冷たい水を交互に使う「温冷浴」は、血管や汗腺を刺激し、下半身の発汗を促進します。

・シャワーで温冷刺激を与える
入浴時に温水と冷水を交互にシャワーで足にかけます。3～5回繰り返すだけで、血流がよくなり、汗腺の働きが活性化します。

・温冷足浴
温かいお湯と冷たい水をそれぞれ用意し、交互に足をつけます。温める時間を長めにし、冷やす時間を短くすることで、汗腺が刺激されやすくなります。

⑤血流を促すマッサージ

汗腺を目覚めさせるためには、下半身の血流をよくすることが欠かせません。次のようなマッサージを取り入れてみましょう。

・ふくらはぎマッサージ
足首から膝に向かって手でさするようにマッサージします。血液が心臓に戻りやすくなり、血流が改善されます。

・太もものマッサージ
太ももの付け根を中心に、円を描くように優しくマッサージしましょう。リンパの流れがよくなり、発汗を促進します。

・足裏の刺激

足裏のツボを押すことで、全身の血流がよくなり、汗腺への刺激が伝わりやすくなります。とくに「湧泉（ゆうせん）」という土踏まずの少し上のツボを押すと効果的です。

⑥日常の中での意識的な工夫

下半身の汗腺を鍛えるためには、日常の中で意識的に足を動かす工夫をすることも重要です。

・エスカレーターではなく階段を使う

階段を使うことで、自然と下半身の血流がよくなり、汗腺を活性化できます。

・長時間座りっぱなしを避ける

デスクワークが続く場合、1時間に1回は立ち上がり、足を軽く動かすように心がけましょう。

下半身の汗腺を鍛えることは、全身でバランスよく汗をかくために欠かせません。お風呂や運動、マッサージ、温冷刺激といった簡単な方法を日常生活に取り入れることで、汗腺を活性化させ、健康的なからだをつくることができます。

下半身で汗をかけるようになると、冷えやむくみの改善だけでなく、全身の代謝が向上し、からだが軽く感じられるようになるでしょう。

ゴースト血管化を防ぐ！毛細血管を守る汗トレ

下半身で汗をかきにくい状態は、老化や生活習慣の乱れが引き起こす不調のサインです。とくに下半身の毛細血管が衰えると、冷えやむくみが悪化し、汗腺への栄養供給も妨げられます。この項では、毛細血管のゴースト化を防ぎ、全身の血流を改善する汗トレの重要性と具体的な方法をご紹介します。

◎毛細血管の役割とゴースト化のリスク

毛細血管は、全身に酸素や栄養を届け、老廃物を回収する重要な役割を担っています。また、体温調節や免疫機能をサポートするなど、私たちの健康維持に欠かせない存在です。けれども、この毛細血管は非常に細く、加齢や生活習慣の乱れによって容易に「ゴースト化」してしまいます。

［ゴースト化のリスク］
毛細血管がゴースト化すると、以下のような不調が現れます。

①栄養や酸素の供給不足
細胞が必要な栄養を受け取れず、疲労感が慢性化。

②老廃物の排出不良
むくみや肥満の原因に。

③冷え性や睡眠の質の低下
血流の悪化により、手足が冷えたり、深い睡眠が取れなくなる。

◎汗トレが毛細血管を守る理由

汗トレは、発汗を促しながら毛細血管を刺激し、ゴースト化を防ぐ効果があります。

［血管の柔軟性］

運動や入浴によって汗をかくことで血管が拡張され、血流を促進します。これにより、血管の弾力性を高め、柔軟性が向上します。

［血流の改善］

汗トレによって血流が活性化され、酸素や栄養が全身に行き渡りやすくなります。これが老廃物の排出をスムーズにし、むくみや疲労感を軽減します。

［血圧の安定］

お風呂での汗トレは、一酸化窒素（NO）の分泌を促し、血管を柔らかく保ちます。これにより血圧が安定し、心血管系の健康も向上します。

毛細血管のゴースト化は、生活習慣の改善によって防ぐことが可能です。

下半身から汗をかけるようになれば、体温調節がスムーズになり、からだを健康的な状態に戻すことができます。

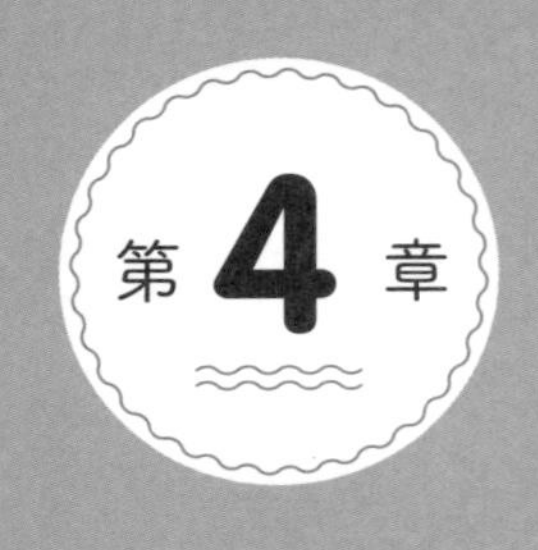

汗で「からだの渋滞」を解消する方法

お風呂を味方につけて、
めぐりを整えよう！

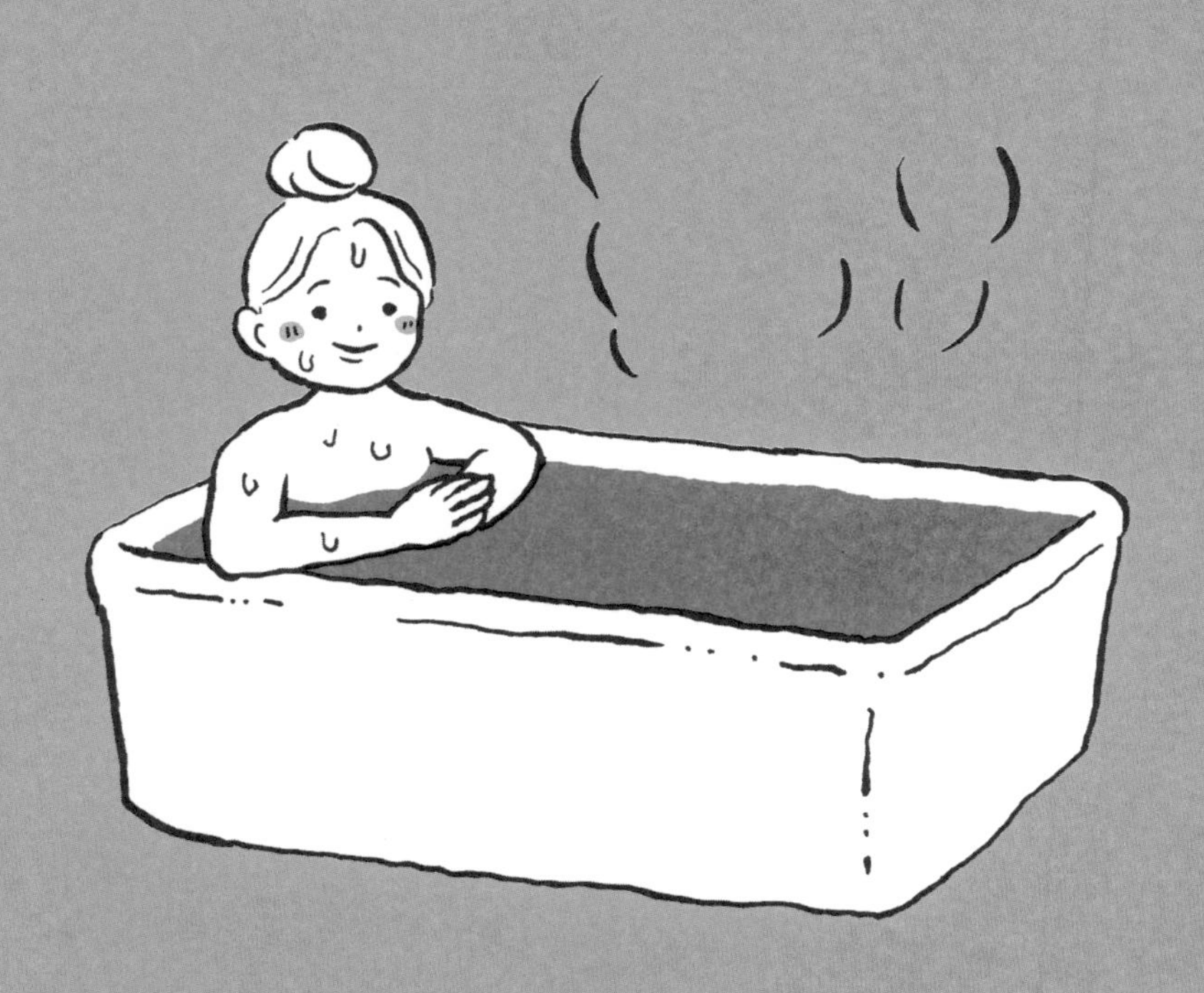

お風呂がもたらす「いい汗」の健康効果

日々の疲れを癒やすだけでなく、お風呂は「いい汗」をかくための絶好の機会でもあります。忙しい日常の中でついついシャワーだけですませてしまうことも多いですが、湯船につかることで得られる効果は想像以上に大きいのです。

お風呂が「いい汗」を促進し、からだにもたらす健康効果をご紹介します。

◎お風呂で「いい汗」をかく理由

お風呂に入ると、からだがゆっくりと温まり、血流が全身に行き渡ります。この過程で、からだの深部体温（コア体温）が上昇し、汗腺が活性化されて汗をかく準備が整います。

シャワーでは表面の汚れを落とすことがメインですが、湯船につかることで深部体温を上げ、内側から発汗を促すことができます。

「いい汗」とは、サラサラとして蒸発しやすく、塩分濃度が低い汗のことを指します。この汗は、血液中の老廃物を排出しながら、体温を効率よく調整する働きを持っています。

一方で、運動不足やストレスが多い生活を送っていると、「悪い汗」が出やすくなります。この汗はベタつきがあり蒸発しにくく、体温調節がスムーズにいかないため、かえって不快感をもたらします。

お風呂は、この「いい汗」をかくための最適な環境を提供してくれるのです。

◎お風呂がもたらす健康効果

お風呂で「いい汗」をかくことは、からだ全体にさまざまな健康効果をもたらします。

①血流促進で疲労回復

湯船につかると、からだが温まって血管が拡張し、全身の血流が促進されます。これにより、酸素や栄養が細胞にスムーズに届けられ、疲労物質が効率よく取り除かれます。とくに、冷えやむくみに悩む方にとって、お風呂は血流を改善する最高の味方です。

②老廃物の排出とデトックス効果

汗をかくことで、全身の毛細血管が拡張し、血行を促します。お風呂でじっくり汗をかく習慣を持つことで、腎臓や肝臓の働きを高め、体内の浄化作用をサポートします。

③自律神経の調整

お風呂に入ると、副交感神経が優位になり、リラックス効果が得られます。これにより、日中のストレスで乱れた自律神経が整い、深い眠りへとつながります。とくに、ぬるめのお湯（38～40℃）につかることで、心身がリラックスし、緊張から解放されます。

④新陳代謝の活性化

お風呂での発汗は、新陳代謝を活発にし、細胞の再生を促します。肌の調子がよくなるだけでなく、からだ全体のエネルギー代謝も向上します。結果として、冷え性や代謝の低下が改善され、からだが軽く感じられるようになります。

◎お風呂習慣を取り入れるコツ

お風呂で「いい汗」をかくためには継続が大切です。それには次のことを心がけましょう。

①夜寝る前に入浴する

就寝前の入浴は、からだを温めるだけでなく、深い眠りを促します。

②短時間でも毎日続ける

長時間入浴できない日でも、5分間の部分浴やシャワーの後の足湯を取り入れるだけで効果が期待できます。

③自分なりのリラックスタイムにする

音楽やアロマキャンドルを使い、お風呂をリラックスできる空間にすることで、楽しみながら習慣化できます。

お風呂は、「いい汗」をかいて健康を取り戻すための最高のツールです。
毎日のお風呂の時間を大切にし、からだと心をじっくりと癒やしてみてください。

入浴のポイント――温度・時間・リラックスのコツ

お風呂は、ただからだを清潔にするだけでなく、からだと心をリフレッシュさせる大切な時間です。

とくに汗を効果的にかくためには、適切な温度や時間、リラックスするための工夫が欠かせません。

日常の入浴を「汗トレ」に活かすためのポイントは次の通りです。

◎入浴前に気をつけること――ヒートショック

ヒートショックとは「急激な温度変化によって、からだがダメージを受けること」を指します。とくに冬場は、脱衣所や浴室が冷えていると血圧が大きく変動し、失神や心筋梗塞、脳梗塞などを引き起こすおそれがあります。

脱衣所に暖房を入れる、入る前にシャワーや湯船の蓋を開けたりして浴室を暖めておく、といった準備をしてからお風呂に入るようにしましょう。

◎温度――お湯の温度が効果を左右する

お湯の温度は、入浴の効果を大きく左右します。適切な温度設定をすることで、からだへの負担を軽減しながら、汗をかく効果を高めることができます。

・38~40℃のぬるめのお湯が基本
ぬるめのお湯は、からだをじんわりと温めるのに最適です。急激に体温を上げることなく、深部体温(コア体温)が少しずつ上昇し、汗腺が活性化されます。また、副交感神経が優位になり、リラックス効果も期待できます。

・42℃以上の熱めのお湯は控えめに
熱いお湯はからだが興奮状態になり、交感神経が刺激されてしまいます。かえってリラックスできず、からだに負担をかける可能性があります。どうしても熱いお湯が好きな方は、短時間で切り上げるようにしましょう。

・季節によって温度を調整する

冬は少し温かめ、夏はややぬるめといった具合に、季節や気温に合わせて温度を調整することもポイントです。とくに暑い季節は、体温を上げすぎないよう注意しましょう。

◎時間――入浴時間は「無理なくじっくり」が基本

入浴時間は長すぎても短すぎても効果的ではありません。自分の体調やスケジュールに合わせて、ちょうどよい時間を見つけましょう。

・基本は15~20分程度

からだが十分に温まるまでの時間として、15~20分程度の入浴を目安にしましょう。この時間で血流が促進され、汗腺がじっくりと刺激されます。

・短時間でも工夫次第で効果的

忙しい日や時間がないときでも、シャワーで温まった後に足湯を5分間取り入れるだけで、下半身を温める効果が期待できます。半身浴や手浴、足湯といった部分浴なども活用し、毎日少しでも、からだを温める習慣をつくりましょう。

◎リラックス――心地よく汗をかくための工夫

入浴は、からだを温めるだけでなく、心を解きほぐす時間でもあります。リラックス効果を高めるための工夫を取り入れてみましょう。

・入浴剤を活用する
炭酸ガス入りの入浴剤は血流を促進し、発汗を助けます。また、アロマオイルやハーブ系の入浴剤は、香りによるリラックス効果が得られるためオススメです。

・照明や音楽で雰囲気を演出
浴室の照明を少し暗くし、好きな音楽や自然の音を流すことで、さらにリラックスした空間をつくることができます。とくにストレスがたまっているときに効果的です。

・お風呂の中でストレッチ
湯船の中で足首をまわしたり、軽く伸びをしたりすることで、血流が促進され、心地よい汗をかきやすくなります。とくに下半身の血流を意識した動きを取り入れると効果的です。

・深呼吸を取り入れる
お湯につかりながら深呼吸をすることで、副交感神経が優位になり、よりリラックスした状態をつくります。お湯の温かさを感じながら、ゆっくりと息を吸って吐くことを繰り返しましょう。

◎入浴後のケアも忘れずに

入浴後のケアをきちんと行うことで、からだへの負担を軽減し、入浴の効果を最大限に引き出せます。

・水分補給をしっかりと

汗をかいた後はこまめに水分を補給しましょう、ミネラルバランスを保つために、スポーツドリンクや塩分タブレットを活用するとよいでしょう。

・冷やしすぎに注意

入浴後はエアコンの効いた部屋で急激にからだを冷やさないようにしましょう。扇風機やうちわなどでゆっくりと体温を下げるのがオススメです。

・ストレッチで血流をさらに促進

入浴後のからだが温まっている状態で軽いストレッチを行うと、血流がさらによくなり、疲労回復効果が高まります。

お風呂は「いい汗」をかくための理想的な場です。

適切な温度、時間、リラックスの工夫を取り入れることで、からだと心の疲れが癒やされ、健康的な状態を取り戻すことができます。

・朝起きた時にからだが重い
・疲れが取れず、なんとなく気分がすっきりしない
・なんだかやる気が出ない

こうした小さな不調は、実はからだが私たちに伝える大切なメッセージとも捉えることができます。

とくに汗は、皮膚がもつ特別な機能の一つであり、からだの状態や心のリズムを教えてくれる存在です。

毎日の入浴をただのルーティンにするのではなく、自分を大切にする時間として楽しむことで、その効果はさらに高まります。

入浴剤の活用や手軽なアイテムで効果をアップ

お風呂でのリラックスや発汗効果をさらに高めるために、入浴剤や便利なアイテムを活用するのはとても効果的です。

忙しい日々の中で、簡単に取り入れられる方法を知ることで、お風呂時間が特別な癒やしのひとときに変わります。入浴剤や手軽なアイテムを使って、お風呂時間をより充実させていきましょう。

◎入浴剤でリラックスと効果を最大化

市販の入浴剤には、血流を促進し、発汗をサポートする成分が含まれているものが多くあります。目的や気分に合わせて選んでみましょう。

①炭酸ガス系入浴剤

炭酸ガス入りの入浴剤は、お湯の中に炭酸が溶け込み、血流を促進する効果があります。からだをじっくりと温めながら、代謝を高めるのに役立ちます。

効果：血行促進、疲労回復、冷え性の改善

使い方：38～40℃のお湯に溶かし、20分ほどつかると効果的です。

②ミネラル系入浴剤

海塩やエプソムソルトなどのミネラル成分を含む入浴剤は、発汗を促し、体内の老廃物を排出するデトックス効果があります。また、筋肉の緊張を和らげる働きも期待できます。

効果：発汗促進、デトックス、筋肉の疲れ緩和

使い方：ぬるめのお湯でリラックスしながら、少しずつ発汗を促しましょう。

③アロマ系入浴剤

ラベンダーやカモミール、柑橘系の香りを含む入浴剤は、リラックス効果が高く、ストレス軽減に役立ちます。香りの力で心をほぐし、リフレッシュしたいときにオススメです。

効果：リラックス、ストレス解消、不眠の改善
使い方：深呼吸しながら香りを楽しむことで、より高いリラックス効果が得られます。

④スキンケア成分入り入浴剤

保湿成分や美容成分を含む入浴剤は、肌にうるおいを与えながら発汗後の乾燥を防ぎます。肌の調子が気になるときにぴったりです。
効果：保湿、肌のくすみ改善、美容効果
使い方：入浴後、肌を軽くタオルで押さえる程度にして、保湿成分を閉じ込めましょう。

◎手軽なアイテムで発汗効果をアップ

入浴剤に加えて、手軽に使えるアイテムを活用することで、お風呂時間をさらに効果的なものにできます。

①バスソルト

市販のバスソルトは、海塩や天然のミネラルを豊富に含んでおり、発汗を促進する効果が

あります。また、バスソルトを手づくりするのも楽しいアクティビティです。塩にエッセンシャルオイルを数滴混ぜるだけで、自分好みの香りを楽しめます。

②入浴ボール（バスボム）

シュワシュワと泡立つバスボムは、見た目にも楽しく、お湯に溶けることで香りや発汗効果をプラスします。お気に入りの香りを選んで、気分をリフレッシュさせましょう。

③防水スピーカー

音楽を聴きながら入浴することで、リラックス効果を高めることができます。自然の音や好きなプレイリストを流して、非日常的な空間を演出しましょう。

④バスピロー

首や肩を支えるバスピローを使うことで、湯船でのリラックス度がアップします。お湯に長時間つかるのが苦手な方でも、心地よく過ごせます。

◎入浴剤を使う際の注意点

入浴剤を効果的に使うためには、いくつかの注意点も押さえておきましょう。

・成分を確認する
肌が敏感な方は、合成香料や着色料が含まれていないナチュラルな成分のものを選びましょう。

・お湯の温度を守る
高温のお湯で入浴剤を使うと、かえって肌が乾燥する場合があります。ぬるめのお湯でゆっくり入るのがポイントです。

・使用後の掃除を忘れずに
入浴剤によっては浴槽に成分が残ることがあります。使用後は軽く掃除をして、次回も快適に使えるようにしましょう。

◎忙しい日でも取り入れられるアイテム

時間がない日でも、手軽に使えるアイテムを活用することで、お風呂時間を充実させることができます。

・炭酸タブレット

お湯にサッと入れるだけで炭酸効果が得られる便利なアイテムです。短時間でもしっかり、からだを温めてくれます。

・フットバス用バケツ

全身浴ができないときは、フットバスで足を温めるだけでもリラックス効果が得られます。

入浴剤や手軽なアイテムを活用することで、お風呂時間の効果が大きくアップします。お風呂を特別なリフレッシュタイムに変えることで、汗トレ効果だけでなく、心とからだのリラックス効果も倍増します。ぜひ、あなたのライフスタイルに合った方法を見つけて、毎日のお風呂をもっと楽しいものにしてください。

お風呂で血管を活性化——水圧がもたらすマッサージ効果

お風呂につかると、自然とからだがほぐれてリラックスできますよね。

そのリラックス効果の裏には、からだを包み込む「水圧」の力があります。

この水圧は、血流を促進し、体内の「渋滞」を解消するマッサージ効果を持っているのです。

◎水圧が血流に与える影響

お風呂につかると、水圧によって全身の血管が刺激を受けます。

この水圧は、私たちが受けている重力の影響を軽減し、全身の血液を心臓に戻しやすくしてくれる働きがあります。

①血流が促進される

水圧によって下半身の血管が圧迫されると、血液が上半身へと押し上げられます。これにより、血流がスムーズになり、全身に酸素や栄養が行き渡りやすくなります。また、心臓への血液の戻りがよくなることで、心拍出量（心臓が送り出す血液の量）が増加し、全身の血液循環が一層活性化されます。

②老廃物の排出を促進

血液の流れがよくなることで、体内の老廃物や二酸化炭素が効率よく回収され、腎臓や汗腺を通じて体外に排出されやすくなります。このプロセスは、むくみや疲労感の改善にもつながります。

③筋肉の緊張を和らげる

お湯の温かさと水圧の刺激が組み合わさることで、筋肉の緊張が解消されやすくなります。特に、運動後や長時間のデスクワークで凝り固まった筋肉に対して効果的です。また、リラックス効果も期待できるため、ストレスの軽減にもつながります。

◎腎臓への効果――水圧と血流の連動

お風呂の水圧は、腎臓の働きにも直接的な影響を与えます。腎臓は、血液を濾過して老廃物を尿として排出する重要な臓器ですが、血流が悪いと十分に働くことができません。お風呂に入ることで腎臓への血流が増えるため、以下のような効果が期待できます。

①尿量の増加

お風呂につかると、腎臓に送られる血液量が増えるため、濾過される血液の量も増加します。その結果、尿量が増え、体内にたまった余分な水分や老廃物を効率よく排出することができます。

②むくみの解消

水圧で血液やリンパ液の流れが改善されると、むくみが軽減します。とくに足や下半身のむくみに悩んでいる方には、お風呂での発汗と血流促進が効果的です。

◎お風呂で得られるマッサージ効果

お風呂の水圧は、全身にマッサージのような効果をもたらします。

①筋肉の緊張がほぐれる

筋肉が水圧に押されて一時的に収縮することで、その後の弛緩がスムーズになり、筋肉の緊張が緩和されます。これによって、肩こりや腰痛などの症状が和らぐ効果が期待できます。

②全身の血管が鍛えられる

血管は、水圧による圧迫と解放を繰り返すことで、しなやかさと弾力性を保つことができます。この過程で血管内皮細胞から一酸化窒素（NO）が分泌され、血管を拡張し、血圧を下げる効果があります。

③冷え性の改善

血流が促進されることで、末端まで血液が行き渡り、冷えた手足を温める効果があります。とくに冷え性に悩む女性には、お風呂の水圧を活用した汗トレが効果的です。

◎汗トレの効果を高める入浴の工夫

水圧のマッサージ効果を最大限に活用するためには、次の工夫を取り入れてみてください。

①38～40℃のぬるめのお湯につかる

長時間入っても、からだに負担が少なく、血流促進効果を持続させることができます。

②深めのお湯に全身をつける

肩までお湯につかることで、水圧の効果を全身に広げることができます。ただし、高血圧や心臓に不安がある方は避けましょう。半身浴でも十分な効果が期待できます。

③リズミカルな呼吸を心がける

深呼吸を行うことで副交感神経が優位になり、リラックス効果が高まります。

お風呂の水圧がもたらす効果は多岐にわたります。忙しい日々の中で、ほんの数分お風呂につかるだけでも、からだと心に大きなリフレッシュ効果をもたらしてくれるのです。

汗トレで出会う「本当の自分」

からだも心も整え、
新たな自分に出会おう！

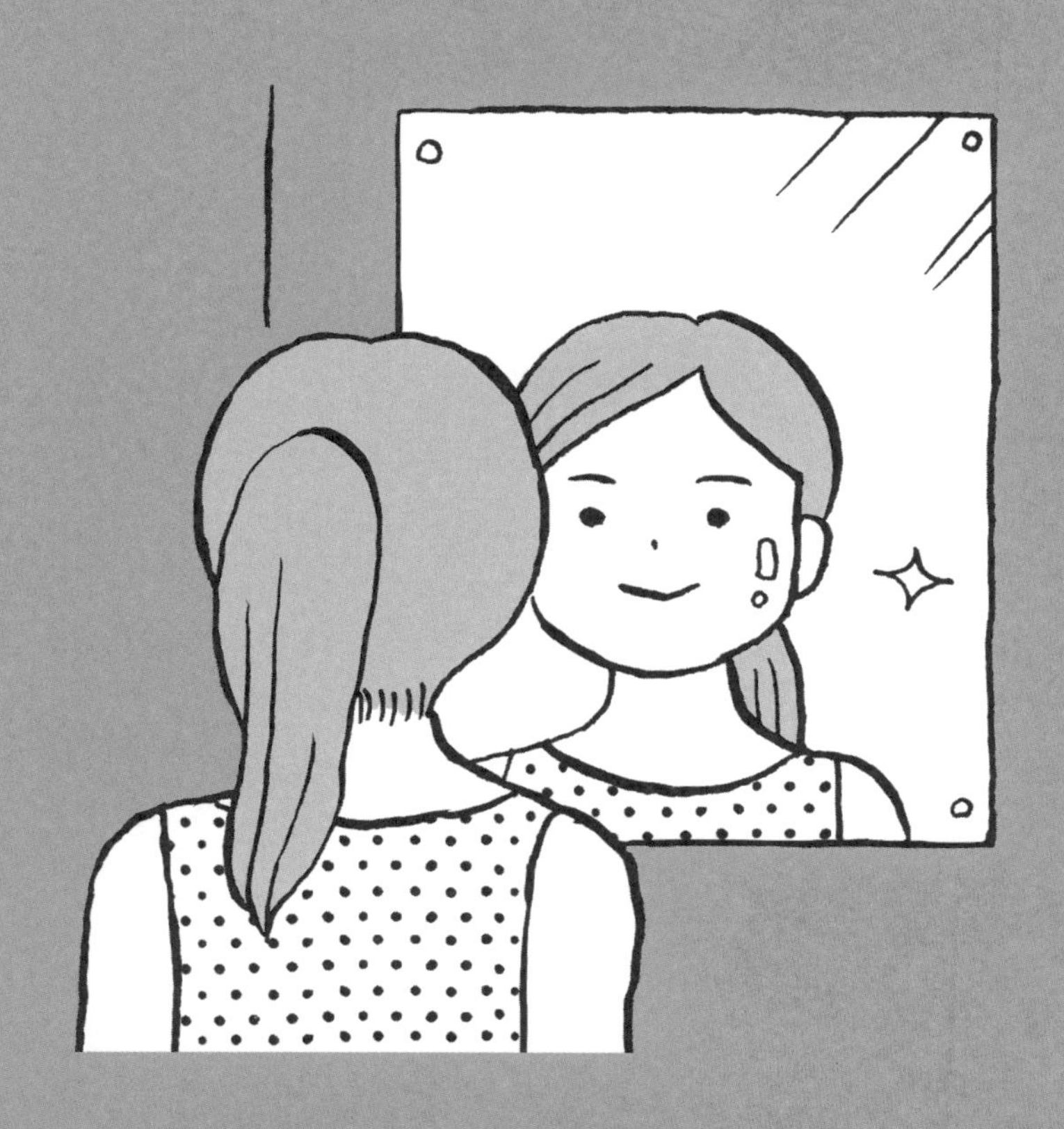

汗をかくことで得られる驚きの変化

汗をかくことは、単なる体温調節や老廃物の排出だけではありません。私たちのからだにさまざまなプラスの変化をもたらし、健康面や美容面でも多くの恩恵をもたらします。汗をかくことで驚くような変化が起こります。

汗腺は「未完成」とも言える柔軟性を持っており、次の世代がどのような環境でも生き抜ける力を発揮できるよう進化してきました。この不完全さは、進化の原動力とも言えます。

◎血流がよくなり、全身のめぐりが整う

汗をかくことで、血管が拡張し、全身の血流がスムーズになります。これにより、からだの隅々にまで酸素や栄養が行き渡り、細胞の活性化が促されます。とくに、血流が滞りやすい下

半身の冷えやむくみが改善されるのは、汗をかく大きなメリットです。

・冷え性の改善

運動や温浴によって汗をかくことで毛細血管が活性化し、慢性的な冷え性の改善に効果的です。汗をかく習慣をつけることでからだの血流が促進され、冷えの根本的な解消が期待できます。

しかし、冷え性の方は交感神経が過剰に働きやすく、手足だけに汗をかき、その結果冷えてしまうという矛盾した状況に陥ることもあります。そのため、全身からバランスよく汗をかく習慣を身につけることが大切です。これにより、ストレスが軽減され、自律神経のバランスを整える助けにもなります。

・むくみの解消

血流とリンパの流れがよくなることで、体内の余分な水分や老廃物が排出されやすくなり、むくみの解消に効果的です。

◎デトックス効果で、からだがスッキリ軽くなる

汗をかくと、体温調節や血行が促進されることで、デトックス効果が高まります。とくに、運動や入浴による発汗は毛細血管を活性化し、リラックス効果をもたらします。

・疲労感の軽減
　運動や入浴などで汗をかくことは、血流を促進し、新陳代謝を活発にする効果があります。これにより、筋肉のこわばりがほぐれ、疲労感の軽減やリフレッシュ感を得られます。

・腎臓や肝臓の負担を軽減
　血流が促進され、新陳代謝が活性化することで、腎臓や肝臓の働きをサポートします。

◎新陳代謝が活発になり、からだが若返る

汗をかくことで血流がよくなり新陳代謝が活性化し、体内の細胞がより早く生まれ変わります。これにより、エネルギー消費が高まり、健康的な体質へと変化します。

・痩せやすい体質に

代謝が上がり、エネルギー消費量が増えることでダイエット効果も期待できます。

・肌がきれいになる

汗には天然の保湿成分が含まれており、皮膚をうるおし、柔らかく保つ効果があります。また、汗をかくことで古い角質が剥がれ落ち、肌のターンオーバーが整うため、くすみがとれて透明感のある肌になります。

◎免疫力が向上し、病気に負けないからだに

運動や入浴で汗をかくことは、免疫力を高めるうえでも非常に効果的です。体温が上がることで白血球の活動が活発になり、ウイルスや細菌に対する抵抗力が向上します。

・風邪をひきにくくなる

運動や入浴で汗をかくことで、からだが適度に温まり、免疫細胞が活性化されるため、風邪や感染症などにかかりにくくなります。

・疲れにくいからだをつくる

新陳代謝が上がることでエネルギーの効率的な利用が可能になり、疲労回復が早くなります。汗をかく習慣を持つことで、活動的な毎日を過ごせるようになるでしょう。

◎心のバランスが整い、気持ちが前向きに

汗をかくことは、からだだけでなく心にもよい影響を与えます。運動や入浴で汗をかいた後の爽快感は、心の緊張を解きほぐし、リフレッシュさせてくれます。

・ストレス解消

汗をかくことで副交感神経が優位になり、心が落ち着きます。体内のストレスホルモンであるコルチゾールのレベルが低下し、リラックス効果が得られます。

・前向きな気持ちになれる

汗をかくことで「達成感」や「爽快感」が得られ、気分が明るくなります。とくに運動後やお風呂あがりのリフレッシュ感は、気持ちを前向きにしてくれるでしょう。

◎睡眠の質が向上し、深い眠りが得られる

入浴によって深部体温が一時的に上がり、汗が蒸発する気化熱によって体温が下がる過程で眠気が訪れやすくなり、質のよい睡眠を得ることができます。

・寝つきがよくなる

寝る前に汗をかくことで、体温が自然に下がり、スムーズに眠りにつくことができます。とくに、お風呂でじっくり汗をかいた後は、ぐっすり眠れると感じる人が多いでしょう。

・朝の目覚めがスッキリ

汗をかくことで睡眠の質が向上し深い眠りが得られるため、朝の目覚めがスッキリします。

こうした小さな変化の積み重ねが、からだに活力を巡らせ、元気を保つ秘訣になります。「汗をかくなんて面倒くさい」と思っている方こそ、一度「いい汗」をかいてみてください。その変化に驚き、きっと汗をかくことが好きになるはずです。

心を軽くする！汗のリラックス効果

忙しい日々の中で、気づかないうちにたまっていくストレス。頭の中がぐるぐると思考でいっぱいになり、なんだか心が重く感じることはありませんか？

そんなとき、意外な方法でストレスを解消できることをご存じでしょうか。

それが、「汗をかくこと」です。

汗をかくことで、心が軽くなり、前向きな気持ちを取り戻せるのです。

◎汗をかくとストレスが解消される理由

汗をかくと、なぜ心が軽くなるのでしょうか？

それには、からだと心の密接なつながりが関係しています。

①ストレスホルモンを減少させる

適度な運動や温浴で汗をかくことは、ストレスホルモンであるコルチゾールを減少させる効果があります。コルチゾールは、ストレスを感じたときに分泌されるホルモンで、からだを緊張状態にします。これが過剰に分泌されると、心身が疲れやすくなり、不安感やイライラの原因となります。

②エンドルフィンの分泌を促す

運動や入浴、サウナなどで汗をかくと、「幸せホルモン」とも呼ばれるエンドルフィンが分泌されます。このホルモンは、リラックス感や幸福感をもたらし、気分を前向きにしてくれる効果が。汗をかいた後の爽快感や満足感は、このエンドルフィンの働きによるものです。

③自律神経を整える

入浴やヨガなどの軽い運動を伴う発汗は、副交感神経を優位にし、心身をリラックスさせます。これにより、緊張感やストレスが和らぎ、深い安らぎを感じることができます。

◎汗をかくことで得られる心のリセット効果

汗をかくことは、心にたまったストレスを洗い流し、新しい気持ちでリスタートするための有効な手段です。

①感情のデトックス

汗をかくことで、心の中にたまったネガティブな感情をリセットする効果があります。運動やお風呂でじっくり汗をかくと、「心が軽くなった」「モヤモヤが晴れた」と感じることが多いでしょう。これは、発汗による体温の調整が、脳の活動をリフレッシュさせるためです。

②リフレッシュタイムの確保

汗をかくための時間は、自分と向き合う貴重な時間でもあります。忙しい日々の中で自分のためだけの時間を持つことは、それ自体がストレス解消に役立ちます。お風呂にゆっくりつかる、自然の中でからだを動かす、サウナで心とからだを整える、岩盤浴でじんわり汗をかく。こうした時間は、心身のリセットに最適です。

◎ストレスを手放す具体的な汗のかき方

汗をかくことがストレス解消に効果的だとわかっても、「どうすればいい汗をかけるの?」と思う方もいるかもしれません。日常に簡単に取り入れられる方法をご紹介します。

①リラックス入浴でストレスフリーに

38〜40℃のぬるめのお湯に20分ほどつかると、心とからだがじっくりと温まり、汗をかきやすくなります。入浴剤を使って香りを楽しむことで、さらにリラックス効果が高まります。

②サウナや岩盤浴で汗腺を鍛える

サウナや岩盤浴は汗腺を鍛えるのに効果的です。じっくりとからだを温めて血流を促し、リラックス効果も高めてくれます。涼みどころでのクールダウンは体温調節機能を活性化させ、心身をリフレッシュさせる効果が期待できます。

③深呼吸を取り入れた汗トレ

汗をかきながら深呼吸を行うと、体内の酸素供給が増え、心がさらに落ち着きます。

◎汗をかいた後のケアも大切

汗をかいた後は、しっかりとケアをすることで、ストレス解消効果を最大限に引き出せます。

・水分補給を忘れずに

発汗後の水分補給は、からだのバランスを保つために欠かせません。水分とともに、汗で失われた塩分（ナトリウム）も補うことが重要です。

・リラックス時間を設ける

汗をかいた後は、エアコンの効いた部屋で急激にからだを冷やすのではなく、ゆっくりとからだをクールダウンさせる時間をつくりましょう。

汗をかくことは、からだだけでなく心を整えるための素晴らしい方法です。ストレスに押しつぶされそうなときや気分が落ち込んでいるときこそ、意識的に汗をかいてみましょう。心の中のモヤモヤが不思議と軽くなり、明日への活力が湧いてくるはずです。

続けることで得られる美容・健康の実感

汗をかくことを習慣にすると、からだだけでなく心にもさまざまな変化が訪れます。最初は小さな実感から始まり、続けるうちに「こんなに変わるの?」と驚くほどの美容と健康の効果を感じるようになります。

たとえば、次のようなメリットがあります。

◎美容への驚きの効果

汗をかくことで、美肌やボディケアの面で多くのメリットが得られます。定期的な発汗習慣は、まさに「からだがつくる天然の美容液」といえるでしょう。

①肌に透明感とツヤが生まれる

汗には、乳酸や尿素といった天然の保湿成分が含まれており、皮膚の角質層をうるおす働きがあります。定期的に汗をかくことで、肌が柔らかくなり、くすみがとれて透明感がアップします。また、古い角質を取り除く効果もあるため、ツヤのある若々しい肌を保つことができます。

②毛穴が引き締まり、肌トラブルが減少

汗をかくと毛穴が自然に開閉を繰り返し、皮脂や汚れが押し出されます。これにより、毛穴の詰まりや黒ずみが改善され、引き締まった清潔な肌が保たれます。また、血行促進効果で肌の新陳代謝が活発になり、ニキビや乾燥といった肌トラブルが減ることが期待できます。

③髪や爪にもプラスの影響

血流が改善されることで、頭皮や爪にも十分な栄養が行き渡ります。その結果、髪のハリやコシが出たり、爪が健康的になるといった効果も見られます。

◎健康への確かな効果

汗をかく習慣は、美容だけでなく、健康面でも多くの恩恵をもたらします。

①からだが軽くなり、疲れにくくなる

汗をかくことで、体内の余分な水分が排出され、血行が促進されます。これにより、むくみが解消され、からだが軽く感じられ、疲れにくくなります。さらに新陳代謝が活発になることで、見た目のスリム効果も実感できるでしょう。

②代謝が上がり、痩せやすくなる

定期的な発汗は、基礎代謝を高め、脂肪が燃えやすい体質をつくります。代謝が向上するとエネルギーの消費効率がよくなり、無理のない体重管理が可能になります。

③冷え性や肩こりの改善

運動や入浴で汗をかくことで血流がよくなり、冷え性や肩こりといった血行不良による不調が改善されます。手足の冷えや首・肩のコリに悩んでいる方にはとくにおすすめです。

④免疫力の向上

発汗は、免疫システムも活性化させます。体温が適度に上昇することで白血球の働きが活発になるからです。健康なからだを維持するためには、汗をかく習慣が欠かせません。

◎心へのプラス効果

いい汗をかくことは、心にもポジティブな変化をもたらします。心身がリフレッシュされることで、毎日の生活がさらに快適になります。

①リラックスとストレス解消

いい汗をかくと、副交感神経が優位になり、心が落ち着きます。とくに、入浴や軽い運動による発汗は、ストレスを手放し、リラックスするのに最適な方法です。

②睡眠の質が向上

いい汗をかく習慣を続けることで、深部体温の調整がスムーズになり、自然と寝つきがよくなります。結果として、睡眠の質が向上し、翌朝の目覚めがスッキリと感じられるでしょう。

③続けることで得られる喜び

いい汗をかくことを習慣にすると、日々の小さな変化に気づき、その積み重ねが大きな成果となります。「からだが軽くなった」「肌の調子がよくなった」「気持ちが明るくなった」といった実感が得られると、習慣を続ける楽しさが増していきます。

◎私たちは不完全だからこそ美しい

私たちの遺伝子は、あえて完璧ではなく、ミスが起こる仕組みを持っています。この不完全さが変異や多様性を生み出し、進化の可能性を広げる役割を果たしているのです。

汗腺も生まれながらに備わった器官ですが、使わないとその働きが弱くなってしまいます。

だからこそ、汗をかく習慣を続けることで、からだも心もよい方向へと変化していくのです。

最初は小さな変化かもしれませんが、それを積み重ねることで得られる実感は、あなたの生活をより健康的で明るいものにしてくれるでしょう。

ぜひ毎日の中に「汗をかく時間」を取り入れ、続けることで得られる美容と健康の喜びを体感してください。

汗がつなぐ未来——人間の進化と汗の役割

汗は私たちのからだにとって欠かせない機能ですが、その背後には、数百万年にわたる人間の進化の歴史が隠されています。

汗をかくことは、単なる体温調節の手段にとどまらず、私たちのからだと心に潜む潜在的な力を引き出すカギでもあります。

この項では、汗腺の進化とその役割をひもときながら、汗をかけるからだがもたらす未来についてて考えていきます。

◎汗の進化が私たちの未来を支える理由

私たち人間の汗腺は、他の動物と比較しても非常に発達しています。

初期の人類は、森を離れてサバンナに移動する中で、体毛を失い、汗をかく能力を発達させることで、高温環境での持久力を手に入れました。

この進化は、食料を確保するための狩猟や移動を可能にし、結果として大きな脳を持つ人類を育てる土台となったのです。

①汗腺の進化と人間の潜在能力

進化の過程で、私たちのからだは「エクリン腺」という体温調節に特化した汗腺を発達させました。このエクリン腺の働きは、人間が過酷な環境を生き抜くために不可欠なものでした。

②持久力を支える冷却機能

他の動物が体温の上昇で動きを止める中、人類は汗をかくことで長時間の活動が可能になりました。この能力が、狩猟や移動だけでなく、コミュニケーションや社会の発展をも支えたといわれています。

③脳を守るための発汗機能

大きな脳は高温に弱く、体温が上昇しすぎるとダメージを受けてしまいます。汗腺の進化で効率的に熱を放出する機能を持った人類は、思考力や創造性を高めることができました。

④現代における汗腺の役割

現代では、汗をかく機会が減ったことで、汗腺の働きが衰え、体温調節がうまくできない人が増えています。しかし、汗をかけるからだを取り戻すことで、人間本来の潜在能力を引き出し、心身の健康を維持できるのです。

◎汗がつくる未来――潜在的な力を引き出すカギ

汗をかくことは、単なるからだの機能ではなく、未来をよりよくするためのカギとなる行動です。汗をかけるからだをつくることで、次のような変化が期待できます。

①免疫力の向上

適度な運動や入浴で汗をかくと、血行が促進され、免疫細胞の活動が活発になります。これにより、免疫力が向上し、風邪などの感染症にかかりにくくなります。

②ストレス耐性の向上

運動や温浴により汗をかくことで、コルチゾールの分泌が抑制され、リラックスホルモンが分泌されます。ストレスに対する耐性が向上し、心の安定が得られます。

③創造性の開花

適度な運動や温浴により汗をかくことで体温が上昇し、脳の血流が増加することで、集中力や創造性が高まります。

◎汗トレがもたらす未来への一歩

汗トレを日々の生活に取り入れることで、私たちは人類の進化で得た能力を再び引き出すことができます。

汗腺の進化は、人間が過酷な環境を生き抜き、現在の私たちの生活を築く礎(いしずえ)となりました。

そしていま、汗をかけるからだを取り戻すことで、私たちは健康と心の安定を手に入れるだけでなく、未来への力強い一歩を踏み出すことができるのです。

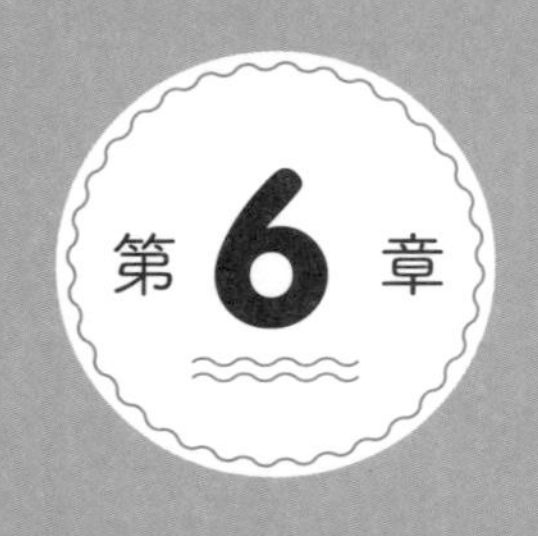

今日から始める！汗トレ実践ガイド

忙しくても続けられる
工夫がカギ！

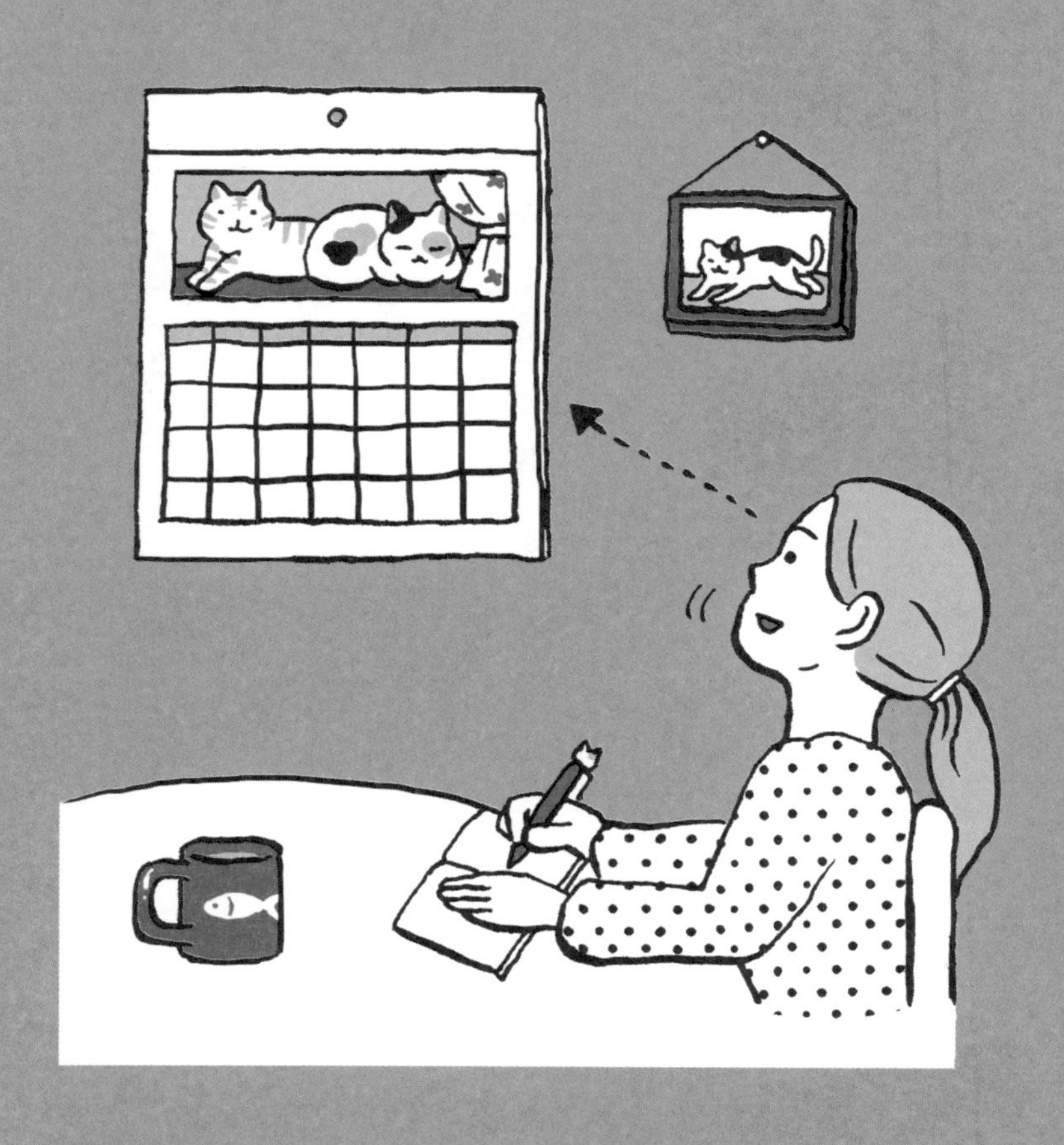

忙しい日常でも実践できる簡単な方法

毎日忙しい中で「汗をかく時間なんてない」と感じる方も多いでしょう。けれども、汗をかく習慣は、意外と手軽に始められるものです。

わざわざ時間をとらなくても、日常生活の中で自然に取り入れられます。

その方法をいくつかご紹介しましょう。

◎日常生活の中で汗をかく工夫

忙しい日常の中でも、ちょっとした工夫で汗をかく機会を増やすことができます。

①通勤や移動を活用する

通勤や移動時間は汗トレのチャンスです。とくに徒歩や自転車通勤が可能な場合は、それだけで運動効果が期待できます。

・歩くペースを少し速めに
通勤や買い物の際に歩くスピードを少しだけ上げるだけでも、汗をかきやすくなります。エスカレーターではなく階段を使うのも効果的です。

・ひと駅分を歩いてみる
天気がよい日は、ひと駅分歩いてみるだけで血流が促進され、軽く汗をかけるようになります。

②家事を運動に変える

掃除や洗濯、料理など、日常的に行う家事を「汗をかく時間」に変えることができます。

・家事エクササイズ
掃除機をかけるときに、片足を前方に踏み出しながら、膝を曲げて腰を落とす「ランジ」を取り入れたり、全身を使って窓拭きをしたりすることで、汗をかきやすくなります。

・台所でのストレッチ
料理中やお湯を沸かしている間に、足の上げ下げや軽いスクワットを取り入れることで、下半身の汗腺を刺激できます。

◎短時間でできる汗トレメソッド

忙しい方にオススメなのが、一日5〜10分でできる短時間の汗トレです。

①入浴前の「ミニ運動」
お風呂に入る前に軽くからだを動かすだけで、汗をかきやすくなります。

・簡単なジャンプやストレッチ
その場で軽くジャンプをしたり全身を伸ばすストレッチを行うことで血流が促進されます。

②朝の準備中に「汗トレ」
忙しい朝の時間でも、汗をかく工夫を取り入れることができます。

・歯磨きしながら「スクワット」
歯を磨く時間を利用して、軽く膝を曲げ伸ばしするスクワットを行いましょう。

・片足立ちでバランス運動
片足立ちで、からだを安定させながら靴下を履くなど、日常の動作を運動に変えてみてください。

◎お風呂時間を有効活用

お風呂は汗をかくのに最適な時間です。お風呂を使って効果的に発汗を促しましょう。

◎隙間時間を活用した汗トレ

忙しい方にとって、隙間時間を活用することが汗トレを続けるカギになります。

①仕事の合間にストレッチ

デスクワークの合間に軽いストレッチを取り入れることで、血流が促進され、汗をかきやすくなります。

②肩まわしや首のストレッチ

上半身を動かして血流をよくするだけでも、からだがポカポカしてくるでしょう。

③足首をまわす

足首をくるくるとまわすだけでも下半身の血流が改善されます。

④座ったままできる足踏み運動

椅子に座った状態で、かかとを上下に動かす足踏み運動は、デスクワーク中でも手軽にできる汗トレの一つです。

◎忙しい日でも続けられる工夫

忙しい中でも汗をかく習慣を続けるには、無理なく取り入れる工夫が必要です。

①目標を小さく設定する

「今日は5分だけ汗をかいてみる」というように、小さな目標を設定することで、続けやすくなります。

②楽しみながら取り組む

好きな音楽を聴きながら汗をかいたり、家族や友人と一緒に取り組むことで、楽しさが加わり、習慣化しやすくなります。

汗をかくことを特別な時間にする必要はありません。
日常生活の中で無理なく取り入れられる方法を実践することで、忙しい日々の中でも心地よい汗をかく習慣がつくれます。できるときに、できることを。小さな変化を楽しみながら、からだと心のリフレッシュを実感してみてください。

季節に応じた汗トレの工夫

一年を通して汗トレを続けるには、それぞれの季節の特徴を理解し、工夫を取り入れることが大切です。

気温や湿度の変化に合わせて取り組むことで、無理なく、心地よく、汗をかくことができます。春夏秋冬それぞれに適した汗トレのポイントをご紹介しましょう。

[春] 汗トレを始める絶好のタイミング

春は、気温が徐々に上がり始める時期で、汗腺を目覚めさせるのに最適です。汗をかく機会が減る冬の間に「休眠汗腺」となっていた汗腺を再活性化させることが重要です。

*春の工夫

・軽い運動やストレッチからスタート
　気温がまだ低い春先は、軽い運動やストレッチで、からだを温めながら汗をかく習慣をつけましょう。朝のウォーキングが効果的です。

・湯船にゆっくりつかる
　朝晩は気温が低いため、ぬるめのお湯（38～40℃）に15～20分つかることで、汗腺を目覚めさせることができます。

・春の食材を取り入れる
　春に多く出回る山菜にはデトックス作用のある成分が含まれています。冬にたまった老廃物の排出を助ける効果があります。

◎ココがポイント！
　急に激しい運動を始めると、からだに負担がかかる場合があります。春は徐々にからだを慣らし、無理なく汗トレを始めましょう。

［夏］たくさん汗をかく季節を上手に活用

夏は自然と汗をかく機会が増える季節ですが、意識的に「いい汗」をかくことが大切です。気温や湿度が高い分、汗腺を鍛える絶好のチャンスでもあります。

＊夏の工夫

・早朝や夕方に汗トレをする

日中の暑さを避け、早朝や夕方など涼しい時間帯にウォーキングや軽いジョギングを取り入れましょう。熱中症を防ぎつつ汗をかくことができます。

・温冷浴で汗腺を刺激

汗をかいた後は、シャワーで軽く温水や冷水を交互に浴びる「温冷浴」を取り入れると、汗腺が活性化され、効率的に汗をかけるようになります。

・水分補給を忘れずに

夏は汗とともに大量の水分とミネラルが失われるため、こまめな水分補給が必要です。常温の水や経口補水液を飲むことで、脱水症状を防ぎます。

・夏におすすめのウリ科の食材
夏は水分を多く含み、からだを冷やす効果のあるスイカやきゅうりなどのウリ科の食材がおすすめ。トマトは水分とビタミンが豊富で、からだを冷やしながら肌の保湿も助けます。

◎ココがポイント！
長時間の運動や高温環境での活動は避けてください。無理をせず自分のペースで行うことが大切です。

【秋】からだのリセットに最適な季節

秋は、気温が下がり始め、汗をかきにくくなる季節です。この時期は、夏に疲れた汗腺をリセットし、次の冬に備えることを意識しましょう。

＊秋の工夫

・入浴でしっかり汗をかく

運動の機会が減りがちな秋こそ、入浴で汗をかく習慣を強化しましょう。炭酸ガス入りの入浴剤を活用することで、短時間でも効果的に発汗が促されます。

・軽い有酸素運動を継続

朝晩の涼しい時間帯にウォーキングや軽いジョギングを取り入れ、汗腺を活性化させましょう。

・衣類で汗を調整

重ね着が増える季節は、通気性のよい素材や吸湿性の高い衣類を選ぶことで、汗を快適にコントロールできます。

・乾燥から守りからだをうるおす食材を

夏の疲れを癒やし、冬に備えるための栄養を蓄える季節です。梨やはちみつは肺をうるおします。山芋は胃腸を整えながら、からだをうるおす効果があります。

◎ココがポイント！
秋は気温の変化が大きい季節です。とくに朝晩の冷え込みに注意し、からだを冷やさないようにしましょう。

［冬］汗腺をサボらせない工夫が大切

冬は汗をかく機会が減るため、汗腺が休眠状態になりやすい季節です。意識的に汗トレを続けることで、体温調節機能を維持し、健康を保ちましょう。

＊冬の工夫

・お風呂でしっかり温まる
冬はお風呂を活用するのが一番簡単な汗トレ方法です。38〜40℃のお湯に20分程度ゆっくりつかることで、からだを芯から温め、汗腺を刺激します。

・室内運動を取り入れる
ヨガなどの室内運動を取り入れることで、寒い季節でも無理なく汗をかけます。

・温かい飲み物を取り入れる
　冷たい飲み物を避け、白湯や温かいお茶を飲んでからだを温め、汗をかきやすくします。

・からだを温める食材を
　冬は、からだを内側から温め、血行を促進する食材が豊富にあります。

生姜やねぎには、からだを温めながら血行を良くする効果があります。

また、にんにくには新陳代謝を高める働きがあり、からだを内側から温めるだけでなく、免疫力を高める効果も期待できます。

◎ココがポイント!
　冬は寒さから運動量が減りやすい季節です。無理のない範囲でからだを動かし、習慣を途切れさせないことが重要です。

汗トレを長く続けるためには、季節ごとに無理のないアプローチをすることが大切です。

一年を通して汗をかく習慣を持つことで、からだのめぐりが整い、心も軽やかになります。

自分に合ったやり方で、季節を楽しみながら、健康的なからだと心を手に入れましょう。

・自然との調和

季節に応じた取り組みや旬の食材を取り入れることで、からだがその季節に適応する力を養うことができます。旬の食材を使った食事や地産の食材を活用することは、からだの調子を整えるだけでなく、心にも調和をもたらしてくれます。自然のサイクルに沿った暮らしは、私たちの心身に豊かさと安らぎを与えてくれるのです。

・自分自身を大切にすること

よい食材を選び、丁寧に調理し、美味しく味わうことは、からだを整え、命を大切にする行為でもあります。私たちは日々、他の命をいただきながら生きています。そのことに感謝しながら暮らすことで、日常の中に「ありがたさ」や「豊かさ」を見つけることができるでしょう。

こうした意識を持ちながら、汗トレや季節の習慣を取り入れて、心身ともに健やかな生活を楽しんでください。

モチベーションを維持するコツと習慣化の秘訣

何か新しいことを始めるとき、一番難しいのは「続けること」です。汗トレも例外ではありません。初めは意欲的に取り組んでも、忙しい日々や疲れがたまると「今日はいいかな」と思ってしまうこともあるでしょう。

けれども、汗トレを習慣化することで得られる効果を実感すれば、その継続はきっとあなたの生活を豊かにします。汗トレを無理なく続けるために、そのモチベーションの保ち方と習慣化のコツをご紹介します。

◎小さな目標を設定する

続けるためには、大きな目標を掲げるよりも、小さな目標を立てることが効果的です。
たとえば、

「一日5分汗をかく時間をつくる」

「週に3回入浴で汗をかく」

など、手軽に達成できる目標を設定しましょう。

①達成感を積み重ねる

小さな目標をクリアするたびに「できた！」という達成感が得られます。この感覚がモチベーションを維持する原動力になります。

②目標を柔軟に調整する

無理をすると続かない原因になります。体調やスケジュールに合わせて目標を調整し、「完璧でなくてもいい」と考えることが大切です。

◎効果を実感しやすい方法を選ぶ

汗トレのよさを実感することが続けるモチベーションになります。そのためには、自分に合った方法を見つけることが重要です。

①即効性のある方法を試す

炭酸ガス入りの入浴剤を使ったり、短時間で発汗を促す運動を取り入れたりすることで、すぐに効果を感じられます。とくに、入浴後のスッキリ感や肌の調子がよくなる感覚は、モチベーションアップにつながります。

②記録をつける

汗をかいた後のからだの変化や気持ちの変化をノートやアプリに記録すると、続ける励みになります。「今日はよく眠れた」「肌の調子がよい」といったポジティブな変化を記録することで、次回のやる気につながります。

◎楽しさを見つける工夫をする

「楽しい」と感じられると、何事も続けやすくなります。汗トレもただの作業にならないよう、自分なりの楽しみを見つけましょう。

①お気に入りのアイテムを使う

好きな香りの入浴剤やおしゃれなバスローブを用意するなど、汗トレが楽しみになる工夫をしましょう。

②音楽や映像を活用する

入浴中にリラックスできる音楽を流したり、運動中に好きな映像を見たりすることで、気分が盛り上がり、楽しみながら汗トレに取り組めます。

◎一緒に取り組む仲間をつくる

一人で続けるのが難しいと感じる場合は、家族や友人と一緒に汗トレを始めてみましょう。誰かと一緒に取り組むことで、お互いに励まし合い、モチベーションを維持しやすくなります。

①家族で取り組む

お風呂での汗トレは家族全員で楽しむことができます。一緒に入浴剤を選んだり、湯船でストレッチをしたりすると、日常のコミュニケーションも深まります。

②オンラインでつながる

仲のよい友人と成果を共有したり、SNSに取り組みの記録を投稿するのも効果的です。「今日はこんな汗をかいたよ」と報告し合うことで、続ける意欲が湧きます。

◎習慣化のための時間を決める

毎日同じ時間帯に汗トレを行うことで、自然と習慣化しやすくなります。

①スケジュールに組み込む

朝の準備前、夜の入浴前など、自分の生活リズムに合ったタイミングを決めましょう。決まった時間に行うことで、「これをやらないと一日が終わらない」と感じるようになります。

②「ついで」に取り入れる

歯磨きやお風呂の時間など、すでに日常的に行っている習慣に組み込むことで、無理なく続けられます。

◎無理をせず、休むことも大切に

続けることは大切ですが、疲れたときや忙しいときは無理をしないことも重要です。「できない日があっても大丈夫」と自分を許すことが、長く続ける秘訣です。

①休む日を決める

「今日は汗トレをお休みする日」と決めておくことで、心に余裕が生まれます。

②短時間でもOK

疲れているときは、足湯などでからだを温める程度にしておくのも効果的です。

汗トレを続けるためには、無理をしないことです。そして楽しむことが何よりも大切です。小さな目標を積み重ね、効果を実感しながら、自分なりの工夫を加えていけば、自然と習慣になります。日々の中で「自分を大切にする時間」として汗トレを取り入れ、心とからだの変化を楽しみながら続けてみてください。

汗の種類に合わせたケアと注意すること

汗は、私たちのからだの健康や精神状態を反映する「からだからのメッセージ」です。けれども、汗の種類や出方によって、適切なケアや注意が必要になることがあります。この章の終わりに、精神性発汗やアンモニア臭のような特定の汗のタイプに合わせたケア方法を具体的に提案します。

◎汗の種類とその特徴

［精神性発汗（緊張汗）］
緊張や不安、ストレスを感じたときに、主に手のひら、足の裏、脇などの限られた部分から出る汗です。この汗は、交感神経が優位になると発生しやすく、体温調節ではなく精神状態に大きく影響されています。

［温熱性発汗（リラックス汗）］
運動やお風呂、サウナなどで体温が上昇した際に出る全身からの汗です。サラサラとした汗で、体温を下げる役割を果たします。

［アンモニア臭の汗（疲労汗）］
肝臓や腎臓の機能が低下したとき、血液中のアンモニアが分解されずに汗に含まれ、ツーンとした独特の臭いを発する汗です。
疲労やストレスが原因で発生することが多いです。

◎精神性発汗へのケアと注意点

精神性発汗は、交感神経が過剰に反応することで発生します。そのため、リラックスを意識したケアが重要です。

①深呼吸を取り入れる

緊張時には、3秒かけて息を吸い、5秒かけてゆっくり吐く深呼吸を行いましょう。これにより、副交感神経が優位になり、発汗を抑える効果があります。

②制汗剤を正しく使う

制汗剤は、精神性発汗の起きやすい部位に使用すると効果的です。アルミニウム塩が含まれた制汗剤は、汗腺を一時的にふさぎ、汗を抑えるのに役立ちます。

③緊張する場面を予測して準備する

プレゼンテーションや面接など、緊張が予想される場面では、服装や小物で汗の目立たない対策をとりましょう。汗とりパッドや手汗用のタオルを持ち歩くのも有効です。

◎アンモニア臭の汗へのケアと注意点

アンモニア臭の汗は、からだの疲労や肝臓の働きの低下を示すサインです。日常のケアを通じて、根本から改善することを目指しましょう。

①食事で肝臓をサポートする

肝臓の働きを助ける栄養素を摂取しましょう。ビタミンB群（豚肉、納豆など）や抗酸化作用のある食品（緑黄色野菜、ナッツなど）がとくに効果的です。

②十分な睡眠をとる

睡眠中に肝臓が老廃物を処理するため、質のよい睡眠がアンモニア臭の改善に直結します。就寝前のお風呂でリラックスするのもオススメです。

③適度な運動で汗を流す

汗をかくことで、血流が促進され、肝臓の働きが改善されます。軽い有酸素運動を取り入れると効果的です。

◎全体的な汗のケアで心がけること

＊水分補給をしっかり行う

汗をかいた後は、体内の水分が不足しやすいため、こまめに水分を補給しましょう。水だけでなく、ミネラルも補えるスポーツドリンクや塩分を含んだ飲み物が適しています。

＊汗を清潔に保つ

汗を放置すると、皮膚上の細菌が繁殖し、臭いの原因になることがあります。汗をかいたら、こまめにタオルで拭いたり、シャワーを浴びて清潔を保ちましょう。

＊衣類選びに工夫をする

汗を吸収しやすい素材（コットンやリネン）を選び、通気性のよい服装を心がけましょう。また、速乾性のある素材は、汗の乾燥を早め、不快感を軽減します。

＊汗をポジティブにとらえる習慣をつくる

汗は私たちのからだが正常に機能していることを示す健康のサインです。精神性発汗やアンモニア臭の汗に悩むことがあっても、それらを健康のバロメーターとして前向きにとらえ、適切なケアを行うことで改善できます。

汗をかくことを恐れず、むしろ汗を活かして心身を整える習慣をつくりましょう。
汗トレは、その第一歩となる効果的な方法です。
さあ、汗とともに、自分らしい毎日を手に入れていきましょう。

おわりに
汗トレで取り戻す本来の自分らしい毎日

最後まで読んでくださり、ありがとうございます。

現代の忙しい生活の中で、汗をかくことの大切さに目を向ける機会は少なくなっています。でも、汗をかくことには、からだや心にとって計り知れない効果があります。「汗トレ！」を通じて、その素晴らしさに気づいていただけたなら嬉しいです。

汗トレの魅力は、私たちを新しい自分に変えるものではありません。むしろ、「本来の自分」を取り戻すためのきっかけを与えてくれるものです。

忙しい日々の中で、疲れやストレスがたまると、心やからだは少しずつ「本来の自分らしさ」から離れてしまうことがあります。それを取り戻すためには、「自分を大切にする」ことや「自分と向き合う」ことが欠かせません。

そして、その第一歩は、自分のからだが命の集合体であることに気づくことです。

私たちのからだは30兆～60兆個の細胞でできており、血液も白血球もその一部です。

また、腸内では600兆～1000兆個もの細菌が働いています。

このからだの中には、数千兆もの命が生きているのです。


森や海にはさまざまな命が共生し、それぞれがバランスを保ちながら自然を形成しています。森には木や動物、鳥、虫、菌類が、海には魚や貝、プランクトン、海藻が存在します。


それと同じように、私たちのからだも多様な命が集まる一つの「生態系」なのです。

そんなからだを「自分のもの」と考えて無理をしすぎると、細胞は悲鳴をあげ、病気という形で警告を発することがあります。


水槽の水が濁むと生命が危機に陥るように、私たちの血液や体液が汚れれば、細胞が住みにくい環境になってしまいます。

この事実に気づくことで、初めて自分のからだを慈しみ、大切に育むことができるのではないでしょうか。

汗をかくことで、体内のめぐりが整い、滞っていたものがスムーズに流れ出します。

その瞬間、私たちの中に眠っていた自然なエネルギーや感覚がよみがえり、「ああ、これが私だったんだ」と実感することができるのです。

汗トレは、特別な準備や時間を必要としません。

誰にでも始められる手軽な習慣です。

でも、その小さな習慣が、あなたの毎日を少しずつ変えていく力を持っています。

たとえば、からだが軽くなり、眠りが深くなり、気持ちが明るくなる。

そして、何より「自分を大切にしている」という感覚が、あなたの内面を豊かにしてくれます。それは、日々の疲れを癒やすだけでなく、新しい挑戦や可能性を見つける力を与えてくれるのです。

汗トレは、単なる健康法ではありません。汗トレをすることで、忙しい毎日の中で、自分自身と向き合うための「大切な時間」をつくります。お風呂での汗トレの時間は、他の誰のためでもない、あなたのためだけの時間です。

その時間に、自分のからだに耳を傾け、心をリセットすること。

それだけで、あなたの毎日はもっと豊かに、心地よいものになるはずです。


この本でご紹介した汗トレのメソッドは、誰でも無理なく続けられる方法です。もちろん、すべてを最初から完璧にこなす必要はありません。

気が向いたとき、疲れたとき、ちょっとリフレッシュしたいときに、少しずつ取り入れてみてください。

日々の暮らしの中で「いい汗」をかくことが、いつしか習慣となり、あなたの健康と心を支える重要な柱となることでしょう。そして、その変化が、自分らしい毎日を取り戻す力になることを心から願っています。

比留川佳志子

◎著者プロフィール

比留川佳志子　ひるかわ・かしこ

汗活コンサルタント、デトックスサロン「石温SPA（イオンスパ）」代表。20代からミネラル化粧品のエキスパートとして活動し、美顔コンテストで二年連続最優秀賞を受賞するなど、美容業界での豊富な経験を持つ。2016年、温泉やミネラル、薬鉱石を活用した薬石浴「石温SPA」を開発。冷え性や更年期、不妊症など、特に冷えによる体調不良に悩む女性たちのサポートを行っている。自身も出産後に貧血やホルモンバランスの不調を経験し、からだを温めることの重要性を実感。その経験をもとに、体質改善やデトックスに関する知識を深め、「温剥離（おんはり）」という独自の施術を提供。また、オンラインでの冷え改善コンサルや汗活アドバイザーとしても活動し、多くの女性が健康で美しく生きるためのサポートを続けている。

今日から始める――
汗トレ!
本当の自分を取り戻す[3分メソッド]

2025年3月15日　初版第1刷発行

著　者　比留川佳志子
発行者　櫻井秀勲

発行所　きずな出版
東京都新宿区白銀町1-13　〒162-0816
電話03-3260-0391　振替00160-2-633551
https://www.kizuna-pub.jp/

印　刷　モリモト印刷
ブックデザイン　福田和雄(FUKUDA DESIGN)
イラストレーション　伊藤ハムスター
編集協力　Woman Wave

ISBN978-4-86663-270-4

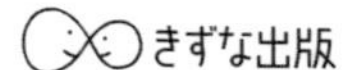